VOLKER WITTKAMP

FIT IM SCHRITT

VOLKER WITTKAMP

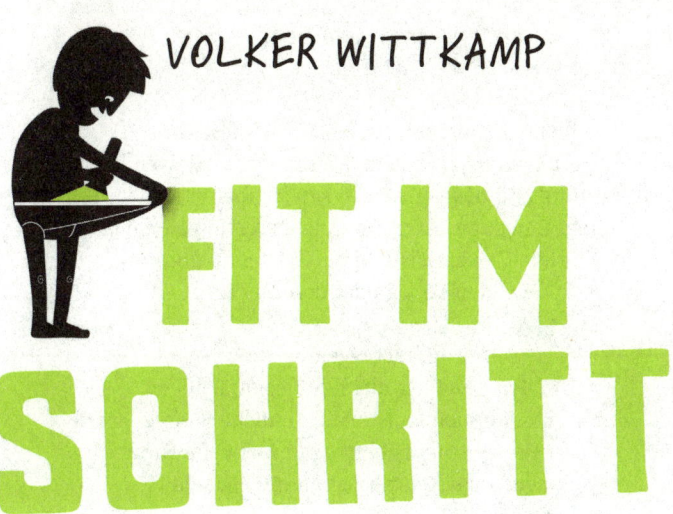

FIT IM SCHRITT

Wissenswertes vom Urologen

Mit 26 Illustrationen von Martina Frank

PIPER
München Berlin Zürich

Mehr über unsere Autoren und Bücher:
www.piper.de

Alle medizinischen Ratschläge in diesem Buch erfolgen nach bestem Wissen und Gewissen des Autors und des Verlages, ersetzen aber in keinem Fall einen Gang zum Arzt. Die Angaben erfolgen daher ohne Gewährleistung oder Garantie durch den Verlag oder den Autor.

Sprachregelung:
Um den Lesefluss nicht zu beeinträchtigen, wird in diesem Buch meist die männliche Form genannt (*der* Urologe, *der* Patient), die weibliche Form aber stets gleichermaßen mit gedacht.

FSC
www.fsc.org
MIX
Papier aus verantwortungsvollen Quellen
FSC® C083411

ISBN 978-3-492-06049-3
September 2016

Satz: Uhl + Massopust, Aalen
Gesetzt aus der ITC Slimbach Std
Druck und Bindung: CPI books GmbH, Leck
Printed in Germany

Für Opa Josef.

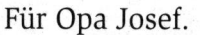

INHALT

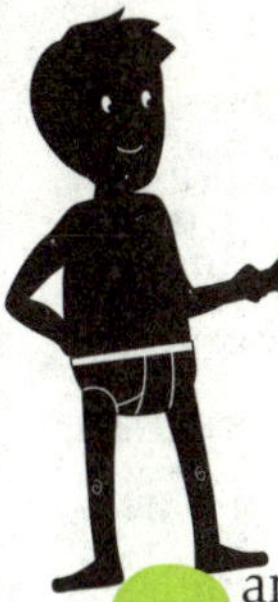

EINLEITUNG

Samstagabend. Ich stehe gemütlich in der Wohnküche auf irgendeiner Party, deren Gastgeber ich nur flüchtig kenne, genau wie die meisten Leute um mich herum. In Smalltalk war ich noch nie gut, jedenfalls nicht nüchtern mit gänzlich fremden Leuten.

Das Startthema in solchen Fällen ist meist der Klassiker: »Und, was machst du so?« Also antworte ich wahrheitsgemäß, dass ich Arzt bin.

Zunächst schaut mein Gesprächspartner dann meist etwas verdutzt, weil ich relativ jung aussehe. Ich stand eben nicht unbedingt vorn in der Schlange, als Gott den Bartwuchs verteilt hat…

Nach einer kurzen Bekräftigung meines Gegenübers, wie cool es sei, Arzt zu sein, und wie viel man sicher auswendig gelernt habe, folgt direkt die heikle Frage nach der Fachrichtung.

»Urologe!«

Nur zwei kleine Buchstaben mehr, und ich hätte es zum Neurologen gebracht, dann hätte ich es nicht mehr weit bis zum Frauenschwarm Dr. Dreamy aus *Grey's Anatomy,* dem Neurochirurgen mit der tollen Frisur. Aber nein, U-ro-loge!

Eine Mischung aus Fassungslosigkeit und Entsetzen steht meinem Gegenüber ins Gesicht geschrieben. Wenn es gut läuft, blitzt dann höchstens noch ein leicht perverses Interesse auf, wenigstens tolle Penis-Geschichten zu erfahren.

Die Leute denken dann wahrscheinlich so etwas wie: »Hach, der Arme hat nicht nur keinen Bartwuchs, sondern auch noch verschlafen, als man sich nach dem Staatsexamen für die späteren Fachrichtungen anstellen musste.«

In Frankreich entscheidet übrigens die Examensnote darüber, welches Fachgebiet der Medizin man erlernen darf. Die besten werden Neurochirurgen in Paris, die schlechtesten Proktologen bei den Sch'tis.

»Wenigstens ist er nicht Proktologe«, denkt sich der Partygast mir gegenüber und fragt, warum ich Urologe geworden bin, ich scheine doch ein netter Kerl zu sein?

Nach dem Abitur war mir klar, dass ich etwas mit praktischen Anteilen studieren wollte. Wie ich auf Medizin kam, weiß ich ehrlich gesagt nicht mehr genau. Irgendwie mochte ich Krankenhäuser aber schon immer und war stolz wie Bolle, als ich nach einer Fußballverletzung in der siebten Klasse einen Gips mit mir herumtrug, der den ganzen Arm bedeckte. Mit meinem Abi-Schnitt von 2,1 wurde ich noch ganz knapp an der Uni Bonn genommen. Davon träumen angehende Medizinstudenten heute zwanzig Wartesemester lang.

Neben dem Studium verdiente ich mein Geld als Indie-DJ in einer Kneipe mit Tanzsaal, als Weinverkäufer und als Hakenhalter im OP. In den Semesterferien fing ich früh an, Praktika in der Urologie zu absolvieren. Meine damalige Freundin meinte, das würde zu mir passen. Ah ja ... Wider Erwarten machte mir die Arbeit dort wirklich Spaß, weshalb meine Standard-Smalltalk-Antwort heute folgendermaßen lautet: »Das ist eben ein kleines Fach, in dem man trotzdem viele und relativ große Operationen durchführen kann und mit dem man sich später auch gut in einer Praxis niederlassen kann. Und nein, es werden da nicht nur alte Männer behandelt, sondern auch Frauen, sogar junge. Und außerdem waren die Urologen immer die Lustigsten.«

An dieser Stelle ernte ich nun endlich Zustimmung. Zumindest fragt dann keiner mehr groß nach.

Wahrscheinlich war ich einfach zur richtigen Zeit am richtigen Ort. Ja, richtige Zeit, richtiger Ort. Bisher habe ich meine Entscheidung zumindest noch nie bereut. Okay, teilweise gibt es Gerüche, auf die man verzichten kann. Andererseits reicht es bei einem ordentlichen Harnwegsinfekt, den Raum mit geschlossenen Augen zu betreten, und die Diagnose ist klar. Das spart Zeit und Geld.

Um auf den nächsten Partys bei der Berufsfrage ein signiertes Exemplar auspacken zu können und um Ihnen die Urologie ein wenig näherzubringen (keine Sorge, Geruchsbücher werden erst noch erfunden), habe ich dieses Buch geschrieben. Es ist ganz bestimmt kein Lehrbuch und wird die Urologie nicht komplett erklären können, aber es kann einen Einblick in diesen vielseitigen Bereich der Medizin und des Körpers geben und vielleicht die Scham vor einem Besuch beim Urologen nehmen. Außerdem sind die ja, wie oben erwähnt, oft lustig.

Nach fünf Jahren als Assistenzarzt in einer mittelgroßen urologischen Klinik habe ich viel Lustiges und manch Trauriges erlebt. Für dieses Buch habe ich mit Kollegen, Freunden und fremden älteren Männern in Kölsch-Kneipen über urologische Angelegenheiten gesprochen. Ich habe Bücher gewälzt und mich in Internet-Foren herumgetrieben. Ich habe meinen Job gekündigt und meiner Mutter erzählt, ich schreibe endlich meine Doktorarbeit. Immerhin habe ich parallel für meine Facharztprüfung gelernt. Ich wünsche Ihnen viel Spaß mit dem Ergebnis!

DER WEG ZUM UROLOGEN

Fast alle für die Urologie relevanten Organe und Körperteile liegen entlang der Wege, auf denen Urin und Spermien den Körper verlassen.

Beginnen wir mit dem Urin. Den muss ja bekanntlich jeder Mensch produzieren und ausscheiden – jeder bis auf die nordkoreanische Diktatorenfamilie. Laut Legenden, oder vielmehr Propaganda, müssen die Kims nämlich nicht ausscheiden, weder Urin noch Stuhl. Die einleuchtende Erklärung dafür: Sie verbrennen ihre komplette Energie, um ihre bewundernswerten Taten zu vollbringen, wie zum Beispiel Opern zu komponieren, im Alter von drei Wochen Laufen zu lernen oder während der ersten Versuche auf dem Golfplatz elf Hole-in-One hintereinander zu schlagen.

Bei uns normalen Menschen, männlich wie weiblich, wird der Urin in den Nieren gebildet. Hiervon haben wir üblicherweise zwei Stück, auf jeder Seite des Körpers eine. Von der Niere aus fließt der Urin durch den Harnleiter, nicht zu verwechseln mit der Harnröhre, in die Blase. Hier muss er warten, bis sich in der Blase genug Flüssigkeit angesammelt hat, damit sich der Toilettengang auch lohnt. Irgendwann meldet die Blase an das Gehirn, dass sich nun das Aufsuchen einer Toilette empfehlen würde. Das geschieht bei 400 bis 500 Millilitern. Gehen Gehirn und Blase d'accord, kann die Reise weitergehen. Bei der Frau ist nach zwei bis vier Zentimetern Harnröhre Schluss und der Urin in der Freiheit angekommen, beim Mann gelangt er über die angebaute, mehr oder weniger lange Rutsche nach draußen. Hier verabschieden wir uns fürs Erste von der Frau und machen bei der Samenproduktion weiter.

Die vorläufige Produktion der Spermien erfolgt im Hoden. Danach geht es zur Verfeinerung und Reife weiter in den Nebenhoden, das dauert im Gegensatz zu einem guten Rioja nicht zwölf Monate im Barrique, sondern acht bis 17 Tage, ohne Barrique versteht sich. Die Spermien, die bei einem Orgasmus den Nebenhoden verlassen, machen übrigens nur drei Prozent des späteren Ejakulatsvolumens aus, also dessen, was vorne rauskommt. Den restlichen Anteil bilden Sekrete aus Samenblase und Prostata, die wichtige Stoffe enthalten, welche die Spermien außerhalb des Körpers überlebens- und fortpflanzungsfähig halten. So ist das Ejakulat eines sterilisierten Mannes optisch und mengenmäßig nicht von dem eines fruchtbaren Mannes zu unterscheiden. Aber dazu kommen wir später. Ab der Prostata, die sich beim Mann direkt unter der Blase befindet und die Harnröhre ummantelt, nehmen Urin und Sperma durch die Harnröhre denselben Weg nach draußen. Dieser Weg ist natürlich deutlich länger als bei der Frau, was bei einer Blasenentzündung von großer Wichtigkeit ist.

Wir haben im weiblichen Körper also folgende für einen Urologen interessante Organe:

* Nieren
* Harnleiter
* Harnblase
* Harnröhre
* Brüste (äh, leider nicht)

Beim Mann kommen neben oben aufgelisteten Organen noch folgende hinzu:

* Hoden
* Nebenhoden
* Samenblasen
* Prostata
* Penis

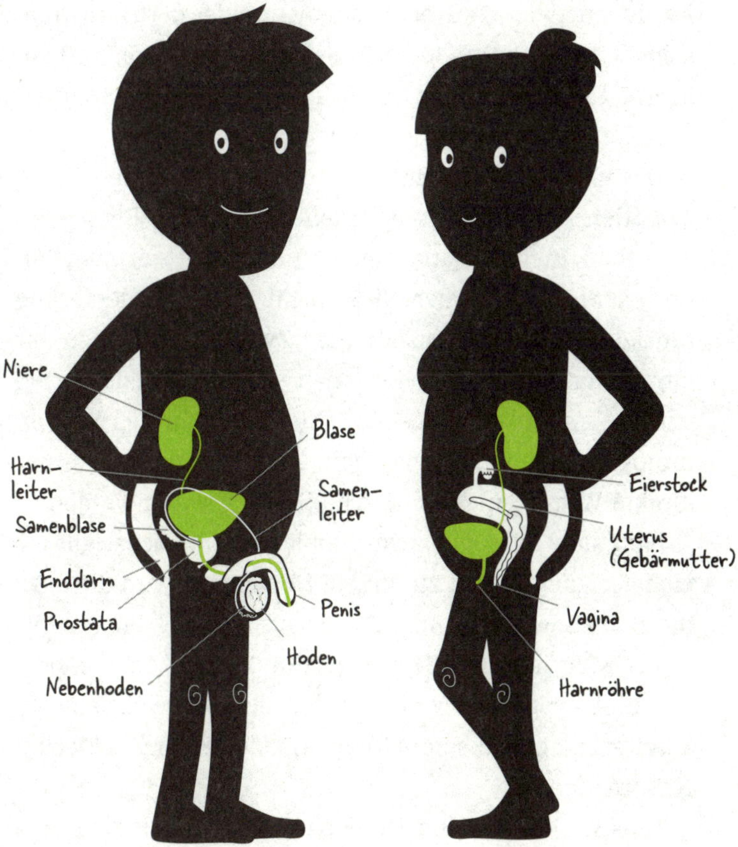

Es kann in allen aufgezählten Organen zu Entzündungen durch Bakterien oder Viren kommen, nicht nur in der Blase. Weiterhin können sich Steine in der Niere bilden und den Harnleiter verstopfen. Leider können auch alle Organe von bösartigen Tumoren befallen werden oder von Geburt an in ihrer Funktion eingeschränkt sein. Sie sehen, es gibt zahlreiche Gründe, weshalb Sie irgendwann im Leben einmal an einen Urologen geraten könnten.

Was stellen Sie als Patient nun konkret an, wenn es im Hoden zwickt, die Niere schmerzt oder der Harnstrahl schwächelt? Wie findet man seinen Weg zu einem Urologen? Und, wenn man schon mal dabei ist, auch zu einem Guten, wenn es keine Umstände macht.

Der klassische Weg führt immer noch über den Hausarzt, den Allrounder und Verteiler. Er ist das Bindeglied zwischen Facharzt und Patient und sollte entscheiden, ob der Schmerz in der Niere nicht vielleicht doch eine Muskelverspannung ist oder das Zwicken im Hoden gar ein akuter Notfall, mit dem man sich schleunigst in die nächste Ambulanz begeben sollte. Ist man sich sicher, urologische Hilfe zu benötigen, kann natürlich auch der direkte Weg in eine urologische Praxis gewählt werden.

Nun steht man vor zwei Problemen: Zunächst gilt es, eine geeignete Praxis zu finden. Heutzutage wird die Lage meist im Internet sondiert: Wie weit ist die Praxis entfernt? Kann ich den Besuch mit nützlichen oder unnützen Einkaufsgängen verbinden? Wohnt vielleicht ein Bekannter in der Nähe zum Trösten, falls der Arzt schlechte Nachrichten hat?

Falls die Praxis eine Homepage hat, finden sich dort weitere interessante Informationen. Meist wird das Behandlungsspektrum aufgezeigt und einzelne Krankheitsbilder werden erklärt. Auch Fotos des Praxisteams und natürlich der behandelnden Ärzte samt Lebenslauf können einen ersten Eindruck vermitteln. Ja, Mama, dafür brauche ich den Doktortitel vielleicht doch noch.

Jetzt noch ein schneller Check bei einem Ärztebewertungsportal: »Gerne wieder!«, »Schnelle Behandlung... fünf Sterne«, »Top Urologin!« – und es folgt der Griff zum Telefonhörer. Ähnlich verläuft die Suche nach einem geeigneten Krankenhaus, wenn eine Operation ansteht. Meist hilft einem dann der behandelnde Urologe bei der Auswahl oder gibt nützliche Tipps. Im akuten Notfall, wie bei einer Nierenkolik, entscheidet ganz einfach die Distanz zur nächstgelegenen Klinik.

Vor Problem Nummer zwei stehen Sie, wenn es aus dem Telefonhörer schallt, ein Termin sei erst wieder in zwei Monaten zu bekommen, falls es sich nicht um einen Notfall handle. Dann beginnt der obige Ärztesuch-Algorithmus von Neuem. Wenn die Suche erfolgreich verläuft, stellt sich die Frage: Was muss man eigentlich alles mitbringen zu solch einem Termin?

Es ist sehr beliebt unter Patienten, ihren beispielsweise rötlich verfärbten Urin in einem Behältnis in der Praxis zu präsentieren. Bewährt haben sich hier im Speziellen Marmeladen- und Gurkengläser. Davon würde ich aus hygienischen Gründen abraten. In einer urologischen Praxis sollte die Möglichkeit bestehen, den Urin frisch in ein steriles Gefäß abzugeben. Ist das nicht der Fall, würde ich von der Praxis abraten. Und selbst wenn sich kein Blut mehr nachweisen lässt, wird der Urologe Ihnen glauben.

Viel wichtiger für die Mitbringliste ist der Körper, in welchem sich das befallene Organ befindet. Hilfreich ist natürlich außerdem die Kran... äh, Gesundheitskarte, eine

Liste der Medikamente, die Sie regelmäßig einnehmen, und etwas Zeit. Falls Sie *Gala* und *Bunte* schon beim Friseur »gelesen« haben und die Miró-Kunstdrucke bereits vom Hausarzt kennen, empfiehlt sich eine kleine Lektüre für die Wartezeit. Vielleicht ja dieses Buch hier.

Nach dem Verlassen der Praxis ist ein Behandlungserfolg oft nicht direkt auszumachen. Manchmal braucht es etwas Zeit, bis eine Therapie oder ein Medikament anschlägt. In jedem Fall wichtig ist aber: War der behandelnde Arzt freundlich und kompetent, und hat er mich ernst genommen? Handelte es sich um einen einmaligen Besuch, sind die Antworten darauf vielleicht gar nicht so wichtig, vorausgesetzt, Ihr Problem wird erfolgreich behandelt. So wie bei einem One-Night-Stand.

Falls Sie aber auf der Suche nach einer dauerhaften urologischen Bindung sind, spielt die Chemie zwischen Ihnen und dem Arzt oder der Ärztin eine große Rolle, auch hier ist natürlich der Behandlungserfolg Voraussetzung.

Zunächst können Sie aber auf dem Heimweg in Ruhe über den Arztbesuch nachdenken und zu Hause eine nette Bewertung auf den einschlägigen Portalen abgeben.

DER PENIS

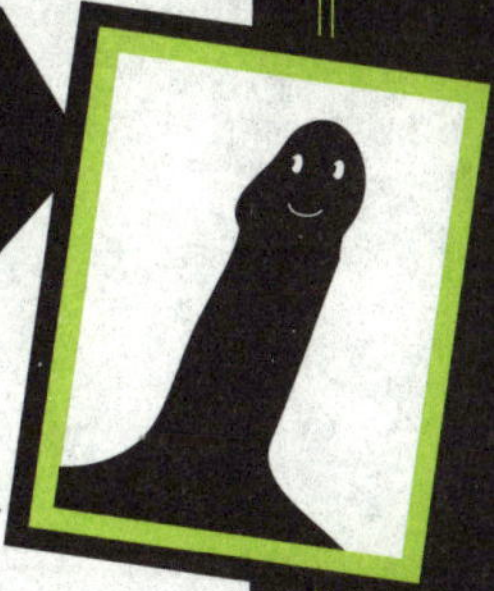

Name: Penis

Maße: 7–48 (!) cm

Farbe: hautfarben

Gewicht: Trockengewicht?

Beruf: Fortpflanzung und Urinausscheidung

Hobbys: Mythen und Regencapes

Lieblingsessen: Aubergine, Zucchini, Gurke

Familienstand: alleinstehend

Beste Freunde: Kleine blaue Tabletten

Mag ich nicht so: Kälte

Lieblingsfilm: Last Man Standing

Lieblingslied: Stand By Me

Lieblings-Emoji: 

Motto: Was dich nicht umbringt, macht dich härter.

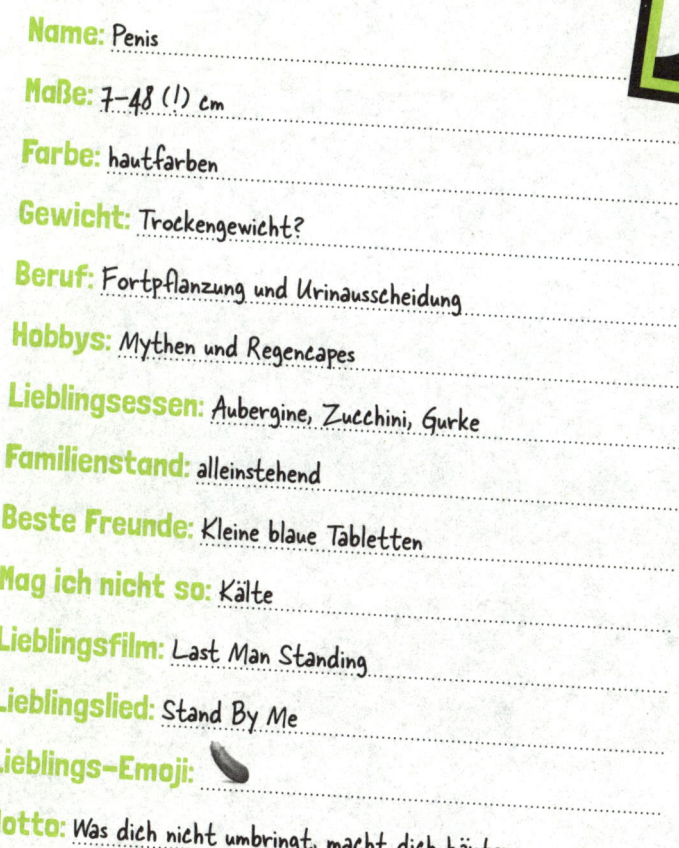

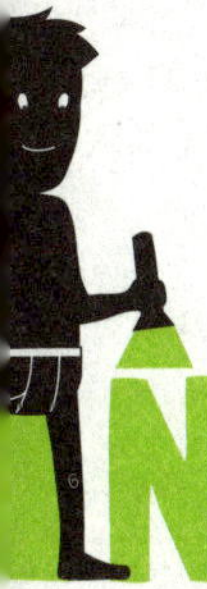

Neulich saß ich zusammen mit meinem Bruder in einer Berliner Soul-Bar und wir sprachen über dieses Buch. Prompt brachten sich zwei junge Damen in das Gespräch ein. Eine von ihnen behauptete, es gäbe kein vernünftiges Wort für das männliche Geschlechtsteil. Alle Formulierungen seien entweder zu anzüglich, animalisch oder zu mechanisch angehaucht (Schwanz, Prengel, Rute, Stange, Bolzen) oder zu verniedlichend (Pipimann, Piephahn, Pullermann, Dödel, Lümmel).

Meiner Meinung nach muss es einfach eine situationsspezifische Anpassung in der Penis-Nomenklatur geben. Stellen Sie sich vor, Sie stünden mit ihrem vierjährigen Sohn an einem öffentlichen Pissoir, er bei diesen niedlichen halbhoch aufgehängten, und sagen ihm dann, er müsse sich jetzt aber schon noch den Bolzen abschütteln. Ähnlich komisch klingt es, wenn ein erwachsener Mann einer Frau während des Vorspiels ins Ohr haucht, dass er gleich seinen Piephahn krähen lässt. Ich persönlich kann mit den Worten *Penis* und *Glied* beruflich wie privat recht gut leben. Für besondere Situationen halte ich mir jedoch noch etwas Spielraum frei. Privat, versteht sich.

Neben der sprachlichen Vielfalt gibt es wohl kaum ein Organ, das über eine solch lange, von Mythen umrankte Historie verfügt wie der Penis. Als Symbol für Fruchtbarkeit und Männlichkeit taucht er in den bildenden Künsten auf, dann meist erigiert als sogenannter Phallus. In manchen asiatischen Ländern werden aus Tierpenissen sogar Pülverchen und Gerichte hergestellt, um Potenz und Fruchtbarkeit zu steigern. – »Einmal die 83, Tigerpenis-Suppe, zum Mitnehmen bitte.« – Solche Praktiken entbehren jeglicher wissenschaftlicher Grundlage. Allerdings gibt es viele Studien, die sich mit der durchschnittlichen Penisgröße beschäftigen, einem für den Mann sehr wichtigen Thema. Andere Studien beschäftigen sich damit, was Frauen am männlichen Geschlechtsteil besonders wichtig ist. Bei einer Schweizer Studie[1] landet dabei auf Platz eins die »allgemeine kosmetische Erscheinung«, also der Gesamteindruck, gefolgt von der »Erscheinung der Schambehaarung« auf Platz zwei. Gut zu wissen, hier ist offensichtlich mit minimalem Aufwand einiges rauszuholen. Von kurz gestutzt über glatt rasiert bis hin zur kecken geometrischen Figur ist alles möglich. Den dritten Platz teilen sich die »Eigenschaften der Haut« und der »Penisdurchmesser«. Mit dem Durchmesser und der »Form der Eichel« auf dem fünften Platz sind wir bei eher schwer beeinflussbaren Parametern angekommen. Erst an sechster Stelle kommt die viel diskutierte Penislänge. Den Probandinnen wurden allerdings nur Fotos gezeigt, anfassen war nicht inbegriffen, auch wenn sie alle über sexuelle Erfahrungen verfügten. Platz sieben belegte die »Ästhetik des Hodensacks« und am unwichtigsten war den Frauen die »Harnröhrenmündung«. Ausgangspunkt der Studie war ein medizinischer Grund, da es sich bei allen beteiligten Penissen um solche mit einer angeborenen Fehlmündung der Harnröhre handelte, eine sogenannte *Hypospadie*. Hierbei liegt die Harnröhrenmündung nicht an der Spitze der Eichel, sondern an deren Unterseite. Bei den gezeigten Penissen in der Studie handelte es sich um solche, bei denen diese Erkrankung operativ behoben worden war, und um gesunde Exemplare. Die Ärzte hatten also einen guten Job gemacht. Die Studie spiegelt in jedem Fall auch das Ergebnis meiner privaten Recherchen wieder: Frauen ist die Länge des Penis weniger wichtig, als wir Männer denken, befürchten oder hoffen. Jetzt aber Butter bei die Fische: Die durchschnittliche Penisgröße liegt weltweit im erigierten Zustand bei 13,12 Zentimetern, wie andere Forscher herausfanden.[2]

Na, schon zurück? Händewaschen nicht vergessen. Ab einer Penisgröße von unter sieben Zentimetern im erigierten Zustand spricht man in der Medizin übrigens von einem Mikropenis. Aber wir verlieren, wie viele Männer, ein wenig den Fokus aus den Augen.

Die 48 Zentimeter Maximallänge, die im Freundschaftsbucheintrag oben genannt sind, entsprechen übrigens der Realität, sind aber niemandem zu wünschen. Wahrscheinlich schafft der Penis bei diesem Ausmaß gar nicht mehr die Aufgaben, die die Natur für ihn vorgesehen hat: Der Penis ist das äußere männliche Geschlechtsorgan und dient in erster Linie der Fortpflanzung des Menschen. Dass dieser Akt mit Spaß einhergeht, ist von Mutter Natur nicht gänzlich ungewollt. Außerdem verläuft im Penis die Harnröhre, die essentiell für eine Entleerung der Blase ist. Obwohl, ganz stimmt das nicht, bei der oben erwähnten Fehlmündung der Harnröhre, die sich in schweren Fällen in der Nähe des Hodensacks befindet, ist ein relativ normales Wasserlassen durchaus möglich. Dann aber auf jeden Fall im Sitzen. Um viele Vorgänge im und um den Penis verstehen zu können, müssen wir uns allerdings etwas mit der Anatomie desselbigen beschäftigen.

Von außen betrachtet ist alles noch recht einfach. Da haben wir den Penisschaft, an dessen Ende sich die Eichel befindet, die wiederum von einer Hautschürze umgeben ist, der Vorhaut. Manche Männer haben unten an der Eichel kleine pickelartige Erhebungen, die Hornzipfel heißen und völlig ungefährlich sind.

Schauen wir uns den Penis im Querschnitt an, wird die Sache etwas komplizierter. Hier hat er eine gewisse Ähnlichkeit mit einem etwas traurig dreinblickenden Alien-Smiley:

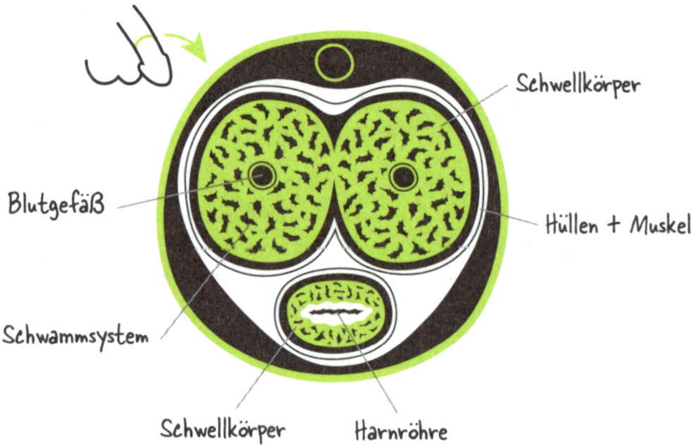

Die Augen stellen die Schwellkörper des Penis dar, die *Corpora cavernosa*. Die Pupillen sind arterielle Blutgefäße, für die Erektion sehr wichtige Bestandteile. Bei der Mundöffnung des Penis-Smileys handelt es sich um die Harnröhre, die von einem dritten Schwellkörper umgeben ist, dem *Corpus spongiosum*. Dieser bildet an der Spitze des Penis die Eichel, welche bei einer Erektion ebenfalls mit anschwillt. Die Schwellkörper sind im Inneren aufgebaut wie ein Schwamm, wie man schon am Namen des *Corpus spongiosum* erkennen kann. Dafür braucht es kein Latinum, sondern es reichen ungefähre Trickfilm-Kenntnisse in Bezug auf einen kleinen gelben Schwammkopf. Umhüllt sind die Schwellkörper von einer Hülle aus Muskulatur und mehreren festen Schichten Bindegewebe, die bei einer Erektion enormen Druck aushalten müssen.

Auf mögliche Probleme bei einer Erektion und die Frage, ob man diese Penismuskeln trainieren kann wie einen Bizeps, kommen wir später noch zu sprechen. Um die einzelnen Penishüllen spannt sich außen die Haut, die, wie wir jetzt wissen, einiges zum Gesamteindruck des Penis beiträgt. Marktlückentechnisch gedacht könnte man hier an eine 24-Stunden-Penis-Feuchtigkeitscreme denken, vielleicht mit kleinem Probetütchen in diesem Buch, wie Antifaltencreme in einer Frauenzeitschrift. Allerdings ist für eine ausreichende Intimhygiene lediglich ein Wasseranschluss vonnöten, weshalb wir uns wieder von dieser Idee verabschieden müssen.

Die Penishaut geht an der Spitze fließend in die Vorhaut über – Angriffspunkt unserer ersten Erkrankung.

— Vorhautverengung und Beschneidung —

Beginnen wir mit einer kleinen Geschichte aus der Notfallambulanz.

In keiner gut ausgestatteten Küche darf ein vernünftiges Messer fehlen. Heutzutage verbringen ja gerade die Männer mehr Zeit mit der Materialkunde als mit dem Kochvorgang an sich. Dabei ist ein gut geschliffenes Damaststahl-Santoku-Messer, neben anderen wichtigen Utensilien wie einem Vakuumierer, ein absolutes Muss. Vielleicht wird Ihnen schon etwas flau im Magen, wenn

Sie Ihre Augen zurück auf die Überschrift richten. Vorhautverengung… Santoku-Messer. Eine Kombination, die jeden normalen Menschen erschaudern lässt.

Jeden?

Nicht einen jungen Mann, der sich mit einer starken Blutung am Genital bei mir in der Notfallambulanz vorstellte. Das passiert nicht allzu häufig und ließ mich zunächst an einen Einriss des Vorhautbändchens denken, dazu kommen wir später.

Falsch geahnt, der junge Herr hatte tatsächlich versucht, mit einem Santoku-Messer, dem Skalpell des kleinen Mannes, seine Vorhaut zu beseitigen. Zum Glück hatte ihn, nach einem anfänglich schüchternen Probeschnitt, die unerwartet starke Blutentwicklung verunsichert, und er hatte sein Vorhaben abgebrochen. Nach fachmännischer Versorgung des Körperteils mit Küchenpapier stand er also nun vor mir, sein bestes Stück umschlungen von einer halben Rolle *Zewa Wisch&Weg* mit lustigem Deko-Print in Form von Blättern und Blumen. Nachdem ich sein Mitbringsel ohne große Probleme ausgepackt hatte und die letzten Zewa-Reste mittels Kochsalzlösung weggespült waren, zeigte sich zum Glück kein allzu grausamer Anblick. Die Blutung war fast gestoppt und es war »nur« noch eine oberflächliche Schnittverletzung am besten Stück zu sehen. Der junge Mann bekam eine fachmännische Wundversorgung, etwas Verbandmaterial zum Mitnehmen und ~~ein richtiges Skalpell~~ einen ambulanten Termin für eine professionelle Beschneidung. Wie es zu dieser Harakiri-Aktion kam, werden wir wohl nie erfahren, aber dafür, was man bei einer *Phimose*, wie die Vorhautverengung auf Ärztedeutsch heißt, eigentlich unternimmt.

Zunächst muss man wissen, dass die Vorhaut aus einem

inneren, die Eichel umschließenden und einem äußeren, sichtbaren Teil besteht. Bei Geburt sind diese an sich gegenseitig verschieblichen Vorhautblätter, so nennen wir Urologen das, noch miteinander verklebt. Es besteht eine natürliche Vorhautverengung. Im Lauf der ersten Lebensjahre löst sich die Verklebung und die Vorhaut lässt sich zurückziehen. Ist dies nicht der Fall, kann mit Kortison-Cremes nachgeholfen werden. Selbst wenn das nicht hilft, muss noch kein Termin für eine Beschneidung gemacht werden. Sollten bei bestehender Phimose im Kindesalter Schmerzen beim Wasserlassen auftreten oder sich Entzündungen an der Vorhaut oder gar Harnwegsinfekte bilden, ist dies allerdings eine dringende Indikation zur Beschneidung. Hierbei kommen auch Verfahren zur Anwendung, bei denen die Vorhaut teilweise erhalten bleibt. Manche Urologen empfehlen diese Verfahren jedoch nicht, da die Gefahr einer späteren erneuten Verengung besteht.

Auch Erwachsene können an einer Phimose leiden. Oft ist diese dann nicht angeboren, sondern erworben. Das Wort stammt aus dem Altgriechischen und bedeutet so viel wie »Maulkorb«. Bei Amazon kann man tatsächlich eine Art Maul- oder Keuschheitskorb für den Penis bestellen, samt Schlüssel dazu. Dumm allerdings, wenn die Partnerin, der Partner oder die Domina den Schlüssel verliert, wie neulich bei einem Patienten in der Ambulanz. Die Lösung des Problems war jedoch recht einfach und lässt sich kurz mit einem Wort zusammenfassen: Bolzenschneider – ein dem Urologen gar nicht so fremdes Gerät.

Aber zurück zur Phimose. Bei Erwachsenen kann es aufgrund von Entzündungen der Vorhaut, welche zum Beispiel gehäuft bei Diabetikern auftreten, zu einer Phimose kommen. Oftmals bestand dann schon vorher eine relative Vorhautverengung, die sich mit der Zeit verschlimmert hat.

Aufgrund des Teufelskreises aus wiederkehrenden kleinen Entzündungen und der daraus resultierenden narbigen Verengung der Vorhaut, verbunden mit Schmerzen, nicht nur beim Geschlechtsverkehr, besteht dann die Indikation für eine Beschneidung. Spätestens aber, wenn ich Ihnen erzähle, dass wiederkehrende Entzündungen und Vorhautverengung das Risiko für die Entwicklung eines Peniskarzinoms erhöhen, sollten Sie bei einer entzündeten Vorhautverengung den Besuch in einer urologischen Praxis erwägen.

Das Vorhautbändchen

Weiter vorn war die Rede vom Vorhautbändchen. Was ist das eigentlich? Es befindet sich auf der Unterseite des Penis und verbindet die Eichel mit der Vorhaut. Ein bisschen vergleichbar ist das mit dem kleinen Bändchen unterhalb der Zunge. Es kann vorkommen, dass dieses Bändchen etwas zu kurz geraten ist, dann spannt es sich auf, wenn es zu einer Erektion kommt. Das kann beim Geschlechtsverkehr Schmerzen verursachen und im schlimmsten Fall kann das Bändchen einreißen. Da darin ein winziges Blutgefäß verläuft, folgt dann meist ein kleines Blutbad, welchem jedoch schnell entgegengewirkt werden kann. Meist hilft es, die Stelle für zehn Minuten fest abzudrücken. Manchmal hat sich durch diesen Einriss auch schon das gesamte Vorhautbändchen-Problem gelöst, weil dadurch die Spannung verschwindet. Meist wird es aber später vom Fachmann in einer kleinen ambulanten Operation verlängert.

Als mir dieses Missgeschick in Anwesenheit einer jungen Dame passiert ist, während ich gerade meinen ersten Monat in der Urologie absolvierte, griff ich zum Handy und rief einen erfahrenen Kollegen an. Nach meiner Schilderung des Problems antwortete er wie folgt: »Jetzt schickst du erst mal die Kleine in die Apotheke, Mullbinden holen, und drückst dann das Ganze gut ab.« Heute kommt diese Geschichte gerade bei jungen verunsicherten Patienten mit dem gleichen Problem ganz gut an. Ein klassischer Eisbrecher.

Gehen wir aber noch einmal zurück zur Vorhaut, einem verhältnismäßig viel diskutierten Stückchen Haut, gemessen an seinem Anteil an der Körperoberfläche, welche im Durchschnitt übrigens circa 1,7 Quadratmeter beträgt. In der Medizin ist die Körperoberfläche meist bei der Berechnung von Chemotherapien und deren Dosis sowie der Abschätzung des Ausmaßes von Verbrennungen wichtig.

In das Thema religiöse Beschneidung möchte ich mich gar nicht so sehr einmischen. Laut Gesetz dürfen in Deutschland Jungen bis zum sechsten Monat auch von nicht approbierten Personen, also Nicht-Medizinern, beschnitten werden, wenn diese ihr Handwerk verstehen. Aus medizinischer Sicht haben beschnittene Personen im Grunde nur Vorteile. Sie leiden weniger häufig an Harnwegsinfekten und auch das Risiko, am seltenen Peniskarzinom zu erkranken, ist geringer. Ein zunächst angenommenes geringeres Risiko für eine HIV-Infektion bei beschnittenen Männern scheint sich allerdings nicht zu bestätigen.[3] Dem Ganzen steht ein mögliches Operationsrisiko entgegen, welches im Vorfeld besprochen werden sollte.

Schauen wir uns die verschiedenen Beschneidungstechniken an, bei denen es relativ große Unterschiede gibt. So sieht zum Beispiel ein amerikanisch beschnittener Penis in den meisten Fällen komplett anders aus als das europäische Pendant. Falls Sie das aus eigener Erfahrung kennen oder es in einem Filmchen gesehen haben, wissen Sie, dass bei einem beschnittenen Amerikaner die normale bräunliche Penishaut einen viel größeren Abstand zur Eichel hat als bei beschnittenen Europäern. Das ist allerdings eine rein optische Angelegenheit.

Zwar besteht eine kleine Gefahr, dass das Gefühl untenrum nach einer Beschneidung ein wenig anders ist, jedoch wird bei den verschiedenen Verfahren darauf geachtet, die Nervenenden zu schonen, die sich kurz unterhalb der Eichel befinden. Schließlich soll die Vorhaut beschnitten werden, nicht das Gefühl. Aus diesem Grund reicht die dunklere Haut des Penisschaftes nach dem Eingriff nicht direkt bis an die Eichel, sondern weist einen kleinen Abstand zu ihr auf.

In meiner alten Klinik war der Freitag immer Beschneidungstag, und am Samstag kamen die meist sehr kleinen Patienten zur Wundkontrolle und Abnahme des Verbandes, falls dieser überhaupt so lange an seiner ursprünglichen Stelle geblieben war. Dazu muss man wissen, dass der Penis nicht die einfachste Körperstelle zur Anlage eines Wundverbandes ist, gerade wenn es sich um weniger ausgewachsene Exemplare handelt. Wichtig ist nämlich neben der Versorgung mit einem ausreichend strammen Verband, das Paket nicht zu eng zu schnüren, da dies neben Durchblutungsstörungen zu einer Kompression der Harnröhre führen kann. Die Eichel wird normalerweise nicht mit unter den Verband genommen, sondern großzügig mit Salbe eingerieben, da sie nach der Beschneidung recht empfindlich sein kann. Ich kann mich an einen kleinen Jungen erinnern, der mit seinem Vater zur Wundkontrolle kam und dessen Jogginghose vorne kreisrund ausgeschnitten war, damit der darunter blank liegende kleine Mann nicht am Kleidungsstück reiben konnte. Aus diesem Grund gibt es sogar extra Phimose-Hosen, die man sich wie eine normale Unterhose mit vorne eingelassener, Abstand haltender Plastikschale vorstellen kann.

Ist der Verband entfernt, was sich oft unangenehmer anfühlt, als die unter Vollnarkose durchgeführte Operation am Vortag, ist der schlimmste Teil überstanden. Nach ein paar Tagen helfen Kamillebäder, die Wundheilung zu unterstützen, und sorgen dafür, dass sich die verwendeten Fäden schneller auflösen und weniger zwicken.

Selbiges gilt natürlich auch für unsere erwachsenen Patienten, außer dass hier die Operation meistens in lokaler Betäubung durchgeführt wird und ich von einer ausgeschnittenen Jogginghose aus Gründen der möglichen Erregung öffentlichen Ärgernisses abraten würde. Bevor wir die Vorhaut wieder verlassen und uns weiteren spannenden Penisgeschichten widmen, muss noch ein anderes kleines Problem an diesem winzigen Hautstück geklärt werden, das folgenden schönen Namen trägt:

Der Spanische Kragen

Nein, dabei handelt es sich nicht um eine Geschlechtskrankheit, die man sich nach ausgelassener Sangria-Flatrate-Party im Megapark auf Mallorca bei der schönen Spanierin holt, die sich später als Solarium-Stammkundin Susi aus Bochum herausstellt. Ebenso wenig um eine Nebenwirkung eines Potenzmittels, das aus zermahlenen Käfern der Gattung *Lytta vesicatoria* besteht, zu Deutsch *Spanische Fliege*. Mmh, lecker. Ihren Namen hat diese Erkrankung von einer modischen Sünde aus dem 16. Jahrhundert, die man vielleicht von alten Gemälden kennt und die aussieht wie eine strahlend weiße Halskrause nach einem Verkehrsunfall. Wie aber bekommt man das nun an seine Vorhaut?

Die Sache hat mit einer verengten Vorhaut zu tun, allerdings mit einer *relativen* Enge, das heißt, sie lässt sich noch über die Eichel ziehen, schnürt diese aber dann in zurückgezogenem Zustand ab. Das passiert häufig bei älteren Männern in Pflegeheimen, wenn nach erfolgter Intimhygiene die Vorhaut nicht wieder zurückgezogen wird. Ich hatte aber auch schon sonntags einen Freund in der Ambulanz stehen, für den ich dieses Problemchen lösen musste. Es entsteht nämlich erst, wenn die zurückgezogene Vorhaut durch ein Ödem anschwillt und nicht wieder über die Eichel gestülpt werden kann. In diesem Teufelskreis schwillt die Vorhaut weiter an und es zeigt sich nun das typische Bild eines spanischen Kragens unterhalb der Eichel. Die Lösung des Problems ist in den meisten Fällen reines Handwerk und kann bei einem nicht ausgeprägten Befund theoretisch auch selbst durchgeführt werden. Ziel ist es, durch Abdrücken der Schwellung das Ödem zu beseitigen, damit sich die Vorhaut wieder zurückziehen lässt. Für dieses Unterfangen ist allerdings sehr festes Zudrücken notwendig. Mit etwas Ausdauer und Kraft gelingt dies in den meisten Fällen, und man kann dem Patienten das Skalpell ersparen. Fürs Erste. Eine spätere Beschneidung sollte angeraten werden, dann ist man ein Leben lang sicher vor solch einem recht unangenehmen Vorfall. Manche Leute scheinen jedoch Spaß daran zu haben, sich untenrum in unangenehme Situationen zu bringen, wie der nächste Fall mit skurrilem Titel beweist.

Die Zahnbürste

Es gibt sehr wenige längliche Dinge, die Urologen noch nicht aus einer Harnröhre oder einer Blase entfernt haben. Ich kann mich an Drähte, Kerzen(!) und Pfeifenreiniger erinnern. Letzteres mag ja vielleicht noch einem übermäßigen Reinigungsfimmel geschuldet sein und wenigstens in der Theorie logisch klingen, meistens dient das Einführen von Gegenständen in die Harnröhre jedoch der sexuellen Stimulation. Geben Sie einmal auf einem bekannten Shoppingportal das Wort »Harnröhrenstimulator« in das Suchfeld ein. Mein Lieblingsmodell bei den Vorschlägen ist der »Big Jim Penis«. Dieses Gerät besitzt zusätzlich zur gewöhnlichen mechanischen Stimulation eine Komponente zur elektrischen Stimulation der Eichel und der Harnröhre. Ja genau, man bekommt Stromschläge auf die Eichel und in die Harnröhre. Falls Sie zu den Leuten gehören, die schon einmal eine Blasenspiegelung oder einen Dauerkatheter bekommen haben, wissen Sie, was für ein empfindliches Organ die Harnröhre ist.

Aus urologischer Sicht sind diese Praxen keine gute Idee, da es zu Verletzungen und Infektionen von Harnröhre und Blase kommen kann. Aus soziokultureller Sicht empfehle ich Ihnen, die Shoppingportal-Suche nicht am Arbeitsplatz durchzuführen. Das könnte zu Gerede in der Firma führen.

Auch die nächste Ambulanzgeschichte hat etwas mit einem länglichen Gegenstand zu tun: der Zahnbürste.

Eines Samstagnachmittags kam ein junger Mann mit einer Rötung an der Penishaut in die Klinik. Bei der Untersuchung fiel mir sofort eine verhärtete Schwellung auf der Rückseite des Penis auf, eine Art Buckel kurz hinter der Eichel. Ähnlich stellt sich ein Abszess dar, jedoch weniger hart und oft noch schmerzhafter. Auch zeigte das Ultraschallbild etwas, was ich nicht einordnen konnte. Eine alte ärztliche Weisheit besagt, irgendwann hilft alles nicht mehr und man muss mit dem Patienten reden.

Dieser berichtete nun von, sagen wir, einer zumindest mir neuen Form von Intimschmuck. Vor einem Jahr habe er sich den unter die Penishaut implantiert. Im Gefängnis. Auf meine Frage hin, um was es sich bei »dem« denn handele, antwortete er: »Ein Stück Zahnbürste.« »Schwingkopf?«, kam mir in den Sinn, aber ich fragte nicht weiter nach. Brauchte ich auch nicht, denn der Patient berichtete jetzt detailliert und wild gestikulierend von seinen Arbeitsschritten. Hier eine grobe Zusammenfassung:

1. Zahnbürstenstück hinten je nach Länge und Gusto abknipsen.
2. Abgeknipstes Zahnbürstenstück glatt feilen.
3. Zahnbürstenstück zur Gewöhnung an den Körper für zwei Tage im Mund behalten.
4. Einen kleinen Schnitt machen und das Teil unter die Haut schieben.
5. Zunähen.

Besser hätte ich es auch nicht machen können. Das mit dem Aufbewahren im Mund halte ich allerdings für kontraproduktiv. Vielleicht war das nun auch der Grund für die Rötung und die sich anbahnende Entzündung. Ich riet dem Patienten jedenfalls, den Fremdkörper zu entfernen. Er allerdings sah mich mit großen Augen an und zeigte sich mit meinem Vorschlag weniger einverstanden. Ich wüsste ja nicht, wie lange es gedauert habe, bis das endlich verheilt war. Doch, konnte ich mir vorstellen, unter diesen Bedingungen. Irgendwann verließ er die Notaufnahme, ohne dass ich ihm wenigstens ein Antibiotikum hätte mitgeben können. Um ehrlich zu sein, sah die Wunde nicht besonders schlimm aus, aber auch nicht gerade schön. Die Wahrscheinlichkeit, dass er heute noch damit rumläuft und seine Partnerin stimuliert – das war der Grund für seinen Eingriff –, liegt bei ungefähr 60 Prozent.

Krummes Ding

Weiter vorn haben wir schon ausführlich über die Optik des Penis gesprochen. Schauen sie an sich hinunter und der Penis ist gerade erigiert, fällt vielen Männern auf, dass ihr bestes Stück nicht ganz gerade ist. Beim einen sind es zwanzig Grad nach rechts, der andere ist ein Stückchen nach oben gebogen, und der nächste neigt sich leicht nach links. Zuerst einmal: Seien Sie unbesorgt. Der Penis ist in vielen Fällen nicht gerade wie ein Besenstil, sondern hat Charakter, eher wie ein Stück Treibholz am Strand. Solange der Mann keinerlei Schmerzen bei der Erektion verspürt und der Geschlechtsverkehr mit dem Partner oder der Partnerin problemlos möglich ist, ist es doch netter, ein Stück Treibholz in der Hand zu halten als einen Besenstil – auch für die Frau. Nun kann es jedoch vorkommen, dass der Penis, meist bei älteren Männern, krummer wird.

Das ist dann meist nicht normal. Wie wird aus einem normalen männlichen Glied ein schiefer Turm zum Pieseln?

Häufiger Sex ist für die meisten Leute etwas sehr Schönes und auch aus medizinischer Sicht sehr zu empfehlen. Es werden Kalorien verbrannt, ordentlich Glückshormone ausgeschüttet, und man unterstellt häufigem Samenerguss sogar eine protektive Wirkung gegen Prostatakrebs.[4] Ein paar Erkrankungen werden jedoch durch hochfrequenten Geschlechtsverkehr begünstigt. Dazu zählt zum Beispiel die eben beschriebene Erkrankung, bei welcher der Penis auf die schiefe Bahn gerät. Bei uns Medizinern hört sie auf den klangvollen Namen *Induratio penis plastica* (kurz IPP). Den Ursprung dieser Verkrümmung erklärt man sich wie folgt: Durch kleine Entzündungen oder winzige Verletzungen kann es zu einer Veränderung des Bindegewebes der Schwellkörperhülle kommen, meist auf der Oberseite des Penis. Die kleinen Verletzungen, sogenannte Mikrotraumata, ereignen sich unbemerkt beim Geschlechtsverkehr. Andere Faktoren, wie beispielsweise *Diabetes mellitus,* Bluthochdruck sowie Rauchen und übermäßiger Alkoholkonsum, begünstigen die Entstehung dieser Schäden im Bindegewebe, wodurch die Schwellkörperhülle weniger elastisch ist. Kommt es dann zu einer Erektion, biegt sich der Penis in Richtung der defekten Schwellkörperstelle. Man kann sich das vorstellen wie bei einem alten Ziegelschornstein, bei dem an einer Stelle ein paar morsche Steine sitzen:

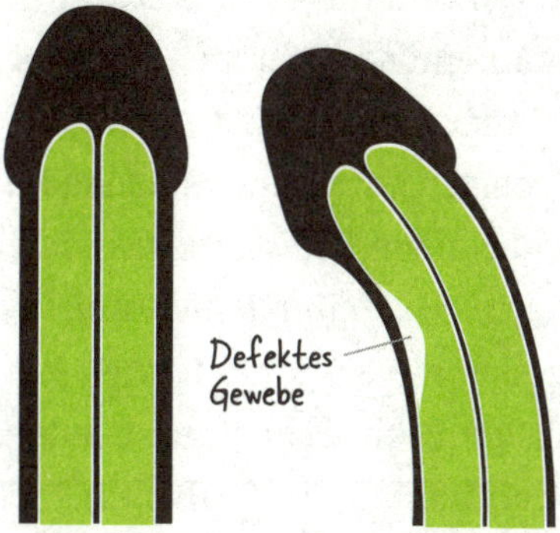

Teilweise kommt es wegen der fehlenden Stabilität der Schwellkörper auch zu Erektionsproblemen. Noch bevor eine Verkrümmung eintritt, kann das erigierte Glied schmerzen, oder man tastet kleine Verhärtungen am Penis. Dies sollte das erste Signal sein, eine urologische Praxis aufzusuchen.

Im Kapitel »Der Weg zum Urologen« war die Rede von Dingen, die man zu seinem Praxisbesuch mitbringen sollte. Falls Sie unter einer erworbenen Penisverkrümmung leiden, sollten Sie ein Foto Ihres erigierten Gliedes machen, idealerweise eins von oben und eins von der Seite. Das ist wichtig, um das Ausmaß der Erkrankung beurteilen und eine geeignete Therapie finden zu können. Außerdem ist die Variante mit dem Foto in solchen Fällen unkomplizierter als eine Live-Vorführung des Problems in der Praxis.

Am Anfang der Therapie des krummen Penis stehen medikamentöse Behandlungen, entweder in Tablettenform, oder das Medikament wird direkt in die betreffende Stelle des Penisgewebes gespritzt. Bei unserem Schornsteinbeispiel wäre diese Variante vergleichbar mit einem Super-Bauschaum. Ziel ist es dabei, eine weitere Verkrümmung aufzuhalten und die Schmerzen zu stoppen. Scheitert die medikamentöse Therapie und der Patient klagt weiter über Schmerzen, hilft nur noch eine Operation.

Bei der einfachsten Form eines solchen Eingriffs wird an der gegenüberliegenden Penisseite die Schwellkörperhülle zusammengerafft oder ein kleiner Keil herausgeschnitten, so gleicht sich die Krümmung aus. Wir nehmen also gegenüber der porösen Schornsteinstelle ein paar Ziegel heraus oder hauen diese ebenfalls porös, woraufhin der Schornstein etwas einsackt, aber gerade dasteht. Eine meist unvermeidbare Folge dieser Operation besteht demzufolge in einer Verkürzung des Penis, was im Aufklärungsgespräch vor solch einem Eingriff unbedingt erwähnt werden sollte. Bei Penisverkrümmungen über 45 Grad ist die erwartete Penisverkürzung nach dieser Operation zu groß, in solchen Fällen wählt man ein anderes Verfahren, bei dem das kranke Gewebe entfernt und durch körpereigene oder künstliche Stoffe ersetzt wird.

Geht mit der Verkrümmung des Penis eine medikamentös nicht behandelbare Erektionsstörung einher, ist der Einbau einer Penisprothese vonnöten. Dazu später mehr.

Oft spielt bei einer Penisverkrümmung – wie bei vielen anderen Erkrankungen im Zusammenhang mit dem männlichen Geschlechtsteil – der psychische Druck eine große Rolle. In solchen Fällen ist der Urologe zwar kein ausgewiesener Fachmann, aber bei jeder ärztlichen Fachrichtung spielt das Einfühlungsvermögen des Arztes eine große Rolle. Wenn der Arzt merkt, dass vielleicht sogar die psychische Komponente überwiegt, sollte der Patient an geeigneteres Fachpersonal verwiesen werden, was meist viel Fingerspitzengefühl verlangt. Ich kann mich an einen 16-jährigen Jungen erinnern, der sich einer Operation unterziehen wollte, weil sein Penis um zwanzig Grad nach links gebogen war. Soweit er sich erinnern konnte, bestand diese Verkrümmung schon immer. Der junge Mann war zusammen mit seinen Eltern beim Aufklärungsgespräch und gab an, keinerlei Schmerzen bei der Erektion zu haben. Zum Geschlechtsverkehr war es noch nicht gekommen, aber bei der Masturbation hätte er keine Probleme. Nun kann man sich vorstellen, dass solch ein Gespräch für alle Parteien etwas unangenehm ist, obwohl ich als Urologe noch auf der komfortableren Seite stehe. Im Verlauf des Gesprächs schaffte ich es, dem Jungen den Operationswunsch auszureden. Das lag natürlich in erster Linie an meinem unfassbaren Einfühlungsvermögen und der Offenbarung, ebenfalls einen leicht krummen Penis zu besitzen. Voll funktionsfähig. Vielleicht kommt man damit ja sogar an Stellen, wo andere Männer noch nie waren. Ungeahnte Möglichkeiten. Wissenschaftliche Arbeiten gibt es dazu nicht, aber von Freundinnen wurden mir die Vorzüge eines leicht gekrümmten Glieds bestätigt. Zugegebenermaßen hat den Jungen aber wahrscheinlicher die Aussicht auf eine Penisverkürzung und weitere mögliche Komplikationen wie Potenzstörungen von der Operation abgehalten und nicht mein Einfühlungsvermögen. Damit kommt man auch nicht immer weiter, wie bei der nächsten Erkrankung deutlich wird, von der man dank des berühmten Titan aus Deutschland sicher schon gehört hat. Und ich meine nicht den Torwart-Titan.

Der gebrochene Penis

Es gibt tatsächlich viele Arten im Tierreich, die so etwas wie einen Penisknochen besitzen. Beim Hund sind die beiden Schwellkörper beispielsweise verkalkt, und bei einer Erektion schwillt die Eichel viel stärker an, als es bei uns Menschen der Fall ist. Auch wenn wir keinen Penisknochen besitzen wie der Hund, kann das männliche Glied brechen, zumindest umgangssprachlich.

Bei der Penisfraktur handelt es sich allerdings nicht um einen richtigen Bruch, sondern um einen Einriss der Schwellkörperhülle, weshalb man streng genommen von einer Penisruptur sprechen müsste. Klassischerweise kommt es beim Geschlechtsverkehr zu dieser unschönen Verletzung. Wieder eine Erkrankung oder eher ein Unfall, der mit häufigerem Sex wahrscheinlicher wird. Aber beim Sport kann man sich ja ebenfalls verletzen, und der positive Aspekt überwiegt. Betrachtet man den Verletzungshergang etwas genauer, ist die Ursache in den meisten Fällen ein von der Fahrbahn abgekommenes männliches Glied, das beim rhythmischen Verkehr mit härterem Körpergewebe kollidiert als dem ursprünglichen Zielort.

Ich stelle mir gerade vor, wie eine Penisruptur mit einer Highspeed-Kamera aufgezeichnet wird, die sonst in Crashtests Verwendung findet. Ganz langsam staucht sich der Penis zusammen, und im Inneren reißt die sonst so robuste Schwellkörperhülle auf. Folge ist zunächst ein ausgeprägter Bluterguss. Der Penis wird sofort schlaff, nimmt aber durch den Bluterguss ordentlich an Umfang zu. Außerdem verändert er seine Farbe und ähnelt in kurzer Zeit der lilafarbenen Frucht eines subtropischen

Nachtschattengewächses. Mit einer Aubergine zwischen den Beinen ist eine umgehende Vorstellung in einer urologischen Notfallambulanz angeraten.

In vielen Fällen muss dann eine sofortige Notfall-Operation durchgeführt werden, bei welcher die defekte Penisstelle wieder verschlossen wird. Im Anschluss sollte zur besseren Wundheilung ein Mittelchen gegeben werden, welches ungewollte Erektionen für die erste Zeit verhindert. Ist alles komplett abgeheilt, besteht in seltenen Fällen die Gefahr von Potenzstörungen oder einer Penisverkrümmung, ansonsten ist der Penis nach vier bis sechs Wochen wieder voll einsatzbereit. Keine Sorge, so ein Penisbruch kommt sehr selten vor und sollte keinesfalls Angst vor ausgelassenem Geschlechtsverkehr machen. Ebenfalls sehr selten ist eine Erkrankung, von der manche Männer eigentlich träumen, die:

Dauererektion

Im Kapitel über Andrologie schauen wir uns das Thema Potenzstörung genauer an, hier klären wir schon mal, warum eine Dauererektion keine ganz so tolle Wunschvorstellung ist. Es handelt sich dabei um einen weiteren absoluten Notfall in der Urologie. Abgeleitet von Priapus, dem griechischen Gott der Fruchtbarkeit, nennen wir Mediziner dieses Krankheitsbild *Priapismus*.

Definiert ist diese Diagnose als Erektionsdauer von über vier Stunden, ohne dass ein sexueller Reiz besteht. Was genau Sie als sexuellen Reiz verstehen, bleibt dabei natürlich Ihnen selbst überlassen und ist von Person zu Person recht unterschiedlich.

Der Zustand einer Dauererektion ist meistens extrem schmerzhaft und sollte schleunigst den abschwellenden Händen eines Urologen zugeführt werden. Der unterscheidet zunächst zwischen zwei Formen. Der *Low-flow-Priapismus*, der mit 95 Prozent weitaus häufigste Typ, geht auf einen fehlenden Abfluss des Blutes aus den Schwellkörpern zurück. Dadurch besteht eine extreme Steifheit des Penis, welche für den Träger sehr unangenehm ist und den Penis ähnlich wie ein Bluterguss bläulich verfärben kann. Bei der selteneren *High-flow-Variante* kommt zu viel Blut im Penis an, ein Abfluss über die Venen ist aber noch gegeben. Dies ist zum Beispiel der Fall, wenn nach einer Verletzung eine Verbindung zwischen einer Arterie und dem Schwellkörper entsteht. Der Penis erhält dann zusätzliche Blutversorgung, die ihn etwas überfordert. Schmerzen bestehen hierbei kaum, und im Gegensatz zur Low-Flow-Variante fühlt sich der Penis nur halbsteif an. Der High-flow-Typ stellt keinen sofortigen Notfall dar und kann sich von selbst zurückbilden. Unterstützend wirken dabei kühlende Umschläge. Ein Beutel Tiefkühlerbsen um den Penis sieht zwar komisch aus, kann aber Wunder bewirken. Besteht die Verbindung von Arterie und Schwellkörper weiter, kann diese später in einem kleinen Eingriff verödet werden und das Problem sollte gelöst sein.

Wie es zur gefährlicheren Low-flow-Dauererektion kommt, ist in den meisten Fällen nicht zu klären, teilweise sind Medikamente wie Antidepressiva oder auch Prostatamittel verantwortlich. Daneben können Alkohol und Drogen zu einer Dauererektion führen.

Priapus war übrigens der Sohn von Aphrodite und Dionysos, der unter anderem auch für Wein zuständig ist.

Besser hätte man das Krankheitsbild wohl nicht benennen können. Interessanterweise sind potenzsteigernde Arzneimittel wie Viagra und Konsorten selten Auslöser eines Priapismus. Es gibt jedoch Potenzmittel, die man direkt in den Schwellkörper spritzen kann oder muss. Bei ihnen kann es gehäuft zu einer unerwünschten Dauererektion kommen.

Und warum ist eine Dauererektion überhaupt so schlimm, fragt sich vielleicht ein Teil der Leserschaft? Abgesehen von der Schmerzhaftigkeit des Ereignisses kann es zu einer dauerhaften Schädigung am Schwellkörper kommen, da dieser in der Zeit des Blutstaus nicht ausreichend mit frischem sauerstoffreichen Blut versorgt ist. Und wenn Gewebe nicht gut mit Blut versorgt wird, ist das in den meisten Fällen schlecht. Ähnlich ist das bei einem Herzinfarkt oder Schlaganfall und auch im Hoden gibt es da ein Beispiel, zu dem wir noch kommen.

Die etwas Zartbesaiteten unter Ihnen können vielleicht einmal kurz unter die Dusche hüpfen oder etwas Beckenbodengymnastik betreiben, denn die nun folgende Therapie der Dauererektion ist selbst für mich nicht gerade das angenehmste Prozedere im Fach Urologie. Beim Low-flow-Typ helfen meist keine Tiefkühlerbsen mehr, und sportliche Aktivitäten wie Treppensteigen können zwar zielführend sein, aber hier gilt Zeit gleich Penis beziehungsweise Zeit gleich Erektionsfähigkeit, da der Penis ja ohne Sauerstoffversorgung da»steht« und somit vom Absterben bedroht ist. Ein junger Urologe nachts allein in der Notfallambulanz, der zum ersten Mal mit diesem Notfall konfrontiert ist, ist dem Absterben wahrscheinlich ebenfalls recht nahe, aber das beruhigt Sie jetzt sicher weniger. Betrachten wir das Problem einmal praktisch, ist die

Sache recht einfach: Wir haben zu viel Blut im Penis – genauer im Schwellkörper – das nicht ordentlich abfließen kann. Wir müssen demnach versuchen, das Blut auf anderem Wege als dem natürlichen abzulassen.

Der Arzt nimmt also eine große Kanüle und punktiert den Schwellkörper, entweder am unteren Rand des Penis oder durch die Eichel hindurch. Wichtig und relativ nachvollziehbar ist, dass der Penis zunächst mit einem Lokalanästhetikum betäubt werden sollte. Nun wird so lange Blut aus dem Penis abgesaugt, bis frisches, sauerstoffreiches Blut austritt, welches im Vergleich zum sauerstoffarmen Lebenssaft heller ist. Das Absaugen kann mit einer Kompression des Penis kombiniert werden. Hierfür hat sich in vielen Kliniken eine Kinderblutdruck-Manschette bewährt, was oft ein recht skurriles Szenario bietet, da diese Manschetten meist wie Kinderpflaster mit lustigen Zeichnungen bedruckt sind.

Unterstützend kann über die Kanüle Adrenalin in den Penis injiziert werden. Sind diese Bemühungen nicht von Erfolg gekrönt, hilft nur eine Notoperation, in der ein etwas größerer Schnitt gemacht wird, um das Blut abzulassen. In vielen Fällen verschwindet die Erektion aber bereits nach der einfachen Punktion und der Penis kommt relativ glimpflich davon.

Kommen wir nun von den meist unverschuldeten Peniserkrankungen zu denen, die sich leicht verhindern lassen, weil sie selbst verursacht sind.

Geschlechtskrankheiten

Aktuell erleben sexuell übertragbare Krankheiten, in der Tiermedizin klangvoll Deckseuchen genannt, leider eine kleine Renaissance. Das Zuständigkeitsgebiet für diese Art von Erkrankungen erstreckt sich neben den Fachärzten für Haut- und Geschlechtskrankheiten über Gynäkologen bis hin zu uns Urologen. Dank verschiedener Antibiotika lassen sich im 21. Jahrhundert die meisten durch Bakterien verursachten Geschlechtskrankheiten zum Glück recht einfach behandeln, zunehmende resistente Erreger sorgen aber wie in allen Bereichen der Medizin auch untenrum für Probleme. Außerdem sind ja nicht immer nur Bakterien die Auslöser, sondern auch Viren oder Parasiten. Ein besonderes Parasiten-Exemplar ist in Südamerika, genauer im Amazonasgebiet, beheimatet. Es handelt sich um einen kleinen Fisch, den Harnröhrenwels. Mit seinen winzigen Zähnen beißt er sich in Blutgefäße der Kiemen seiner eigentlichen Wirtstiere und saugt Blut wie ein kleiner Vampir. Zwar gibt es wenig überlieferte Fälle, aber angelockt durch den Urinstrahl verwechselt der bis zu sechs Zentimeter lange Fisch bisweilen schon mal die Harnröhre des Menschen mit den Kiemen der Fische und kann so bis in die Blase gelangen. Dort, beziehungsweise auf dem Weg dorthin, beißt er sich in der Schleimhaut fest. Kein schönes Erlebnis für den Besitzer der Harnröhre. Das könnte der Grund sein, warum manche indigenen Völker dort eine Penisschnur zum Schutz vor Parasiten tragen. Hiermit wird der Penis oberhalb der Eichel am Unterbauch gehalten und die Vorhaut zugeschnürt.

Neben dieser Rarität existieren weitere Geschlechtskrankheiten, die eher im tropischen Raum beheimatet sind. In Zeiten von zunehmend günstigem Ferntourismus in Länder, wo nicht nur süße Strandfrüchte günstig konsumiert werden können, beschäftigen diese allerdings auch deutsche Urologen.

Gegen die meisten sexuell übertragbaren Krankheiten kann man sich übrigens mit einem recht einfachen Mittel schützen: dem Kondom. Seinen Namen verdankt es vermutlich dem englischen Hofarzt Dr. Condom, der Hammeldärme als Verhütungs- und Schutzmittel einführte. Mögliche Herkunft ist aber auch eine Zusammensetzung der beiden Wörter *con* und *doma*, die übersetzt so viel bedeuten wie »mit Dach« oder »Haus«. Auch schön. Die damals verwendeten Tierdärme haben mit den heutigen, selbstverständlich DIN-genormten Kautschuk-Präservativen allerdings in puncto Sicherheit und Komfort nicht mehr viel gemeinsam. Trotzdem, einen gewissen Schutz gegen die damals gefürchtete Syphilis boten auch Schafs-Innereien.

Syphilis

Beginnen wir unsere Reise durch das Reich der sexuell übertragbaren Krankheiten also bei der Syphilis, deren Erreger ein kleines Bakterium namens *Treponema pallidum* ist. »Nicht nur!«, wurde ich einmal in einer Prüfung von einem Oberarzt unterbrochen, »... auch eine Punkband!« Vielleicht habe ich mich in diesem Moment insgeheim für eine urologische Laufbahn entschieden.

Die Übertragung erfolgt, wie viele sicher bereits vermutet haben, auf sexuellem Wege. Und davon gibt es ja bekanntermaßen mehrere und auf allen kann man über das spiralförmige Bakterium stolpern. Durch kleine Wunden an der Schleimhaut gelangt es in den Körper und verursacht die Syphilis (übersetzt: »Schweine liebend«). Üblicherweise verläuft die Erkrankung in verschiedenen Stadien. Drei bis vier Wochen nach der ersten Ansteckung bildet sich ein kleines Schleimhautgeschwür mit harter Randzone. Die über das Geschwür abgegebene farblose Flüssigkeit beinhaltet zahllose hoch ansteckende Bakterien. Die Geschwüre dieses Primärstadiums heilen auch ohne Behandlung wieder ab. Im Sekundärstadium der Syphilis kommt es ungefähr acht Wochen nach der Infektion zu einem nicht juckenden Hautausschlag, welcher meist den Rumpf sowie Oberarme und Schenkel betrifft. Außerdem schwellen die Lymphknoten am gesamten Körper an und es können nässende und sehr ansteckende Hautwunden auftreten. Nach circa vier Monaten ist auch dieses Stadium überwunden. Hat man Glück, folgt kein weiterer Krankheitsausbruch und man befindet sich in der sogenannten Latenzphase, welche bis zum Lebensende anhalten kann. Der Übergang ins Tertiärstadium ist jedoch jederzeit möglich. Hierbei können sämtliche Organe von Entzündungen und kleinen Knötchen betroffen sein. Die Neurolues, der Befall des Nervensystems, wird teilweise auch als letztes Stadium, das Quartärstadium, bezeichnet. Hieraus folgen neurologische Ausfälle und Lähmungen bis hin zu dementiellen Symptomen (vgl. »Honig im Kopf«). Nachgewiesen wird die Syphilis heute durch eine spezielle Blutuntersuchung. Sie ist mittels Penicillin, das in Dosis und Dauer der Gabe an die verschiedenen Stadien angepasst wird, sehr gut heilbar.

Ein weiteres Bakterium, das für weniger schöne Gefühle im Intimbereich und auch an anderer Stelle sorgt, heißt *Neissera gonorrhoeae*. Weitaus bekannter sind die kleinen Plagegeister unter dem umgangssprachlichen Namen der auslösenden Erkrankung:

Tripper

Der Name stammt aus dem Niederländischen und bedeutet so viel wie »in Tropfen herabfallen«, womit wir direkt beim charakteristischsten Symptom der Gonorrhoe sind. Da es sich hierbei typischerweise um eine Entzündung der Harnröhre handelt, kommt es drei bis zehn Tage nach der Ansteckung zu einem schmerzhaften Brennen beim Wasserlassen und einer gereizten Harnröhre. Zumeist tritt dann morgens das namensgebende Symptom, ein kleiner Tropfen Eiter, am Ausgang der Harnröhre auf. Frankophile Menschen würden dieses Sekret liebevoll »Bonjour-Tröpfchen« nennen. Apropos Französisch: Auch im Halsbereich sowie im Mund- und Rachenraum kann es zu einer Infektion mit entsprechenden Beschwerden kommen. In einem Lehrbuch fand ich die lustige Formulierung der »Spritzinfektion« im Augenbereich mit Bindehautentzündung (*Konjunktivitis*), aufgelistet unter den selteneren Übertragungswegen. Wahrscheinlicher ist allerdings eine Schmierinfektion, vergleichbar mit einem Ins-Auge-Fassen nachdem man Chilis geschnitten hat. Hat man einen Tripper, brennt es erst ein paar Tage nach der eigentlichen Infektion, so lange ist die Inkubationszeit, also die Zeit, bis die Krankheit ausbricht. Bei Frauen sind die Symptome einer Gonorrhoe oft viel weniger ausgeprägt und zum Teil wird die Erkrankung gar nicht bemerkt, sie ist jedoch gleichzeitig ansteckend. Eine besondere Gefahr besteht, wenn die Erreger in andere Organe aufsteigen. Beim Mann sind das die Prostata und der Nebenhoden und bei der Frau kann es in seltenen Fällen über eine Entzündung der Eierstöcke bis zu einer Infektion des Bauchfells kommen.

Behandelt wird auch der Tripper recht erfolgreich mit einem Antibiotikum. Im Allgemeinen gilt es dabei immer, auch aktuelle und ehemalige Sexualpartner zu untersuchen und dementsprechend zu behandeln. Hier ist in erster Linie die Mithilfe des Patienten und Überwindung der Scham wichtig. Sicherlich fällt es nicht leicht, eine WhatsApp-Gruppe mit dem Namen Tip-Top-Tripper zu erstellen und die letzten One-Night-Stands hinzuzufügen, sinnvoll wäre es allerdings.

Neben der Gonorrhoe gibt es noch eine Vielzahl anderer Bakterien, die bei beiden Geschlechtern eine ähnliche Symptomatik verursachen und im allerschlimmsten Fall durch Eileiterverklebungen oder Nebenhodenentzündungen zu Unfruchtbarkeit führen können.

Sie alle haben wohlklingende Namen wie *Chlamydia trachomatis*, *Mykoplasmen* oder *Trichomonas vaginalis*. Dabei ist es durchaus möglich, sich mehrere Erreger gleichzeitig einzufangen. Deshalb ist es wichtig, eine genaue Bestimmung mittels spezieller Urinkulturen und Abstriche durchzuführen, um zu schauen, was im Intimbereich so alles kreucht und fleucht. So lässt sich das am besten geeignete Antibiotikum bestimmen und die Therapie optimieren.

Eine routinemäßige Suche nach Geschlechtskrankheiten erfolgt übrigens bei schwangeren Frauen, um eine Ansteckung des Neugeborenen während des Geburtsvorgangs zu vermeiden. Neben den gefürchteten Bakterien gibt es auch Viren, die einem die Freude am Geschlechtsverkehr nehmen können. Das berühmteste Virus unter ihnen ist das HI-Virus, kurz HIV. Die Ansteckung führt nach zunächst häufig grippeähnlichen Symptomen zu einer Immunschwäche (*Humanes Immundefizienz-Virus*), an deren Ende erst nach oft sehr langer symptomfreier Latenzphase das Vollbild der AIDS-Erkrankung (*acquired immunodeficiency syndrome*, auf Deutsch: erworbenes Immundefizienzsyndrom) steht. Bei AIDS kann es durch das geschwächte Immunsystem zu zahlreichen Folgeerkrankungen bis hin zu Tumoren kommen. Zwar erfolgt die Übertragung meist auf urologischem Gebiet, jedoch erfordern die Folgen einer Ansteckung speziell ausgebildete Internisten, die mit Medikamenten versuchen, das Virus in Schach zu halten und den Ausbruch der AIDS-Erkrankung so lange wie möglich hinauszuzögern.

Personen mit Geschlechtskrankheiten wie Tripper oder Syphilis weisen ein höheres Risiko für eine Infektion mit dem HI-Virus auf als Gesunde. Zum einen liegt das häufig am Sexualverhalten allgemein, also dem Hang zu ungeschütztem Verkehr mit häufig wechselnden Partnern, zum anderen aber auch an einem höheren Ansteckungs-Risiko. Bei bereits vorhandenen kleinen Schleimhautverletzungen ist ein Eindringen anderer Erreger in den Körper viel leichter. An dieser Stelle sei noch einmal kurz an Herrn Condom erinnert.

Kommen wir zu einem nicht lebensbedrohlichen, aber durchaus lästigen kleinen Virus – den humanen Papillomaviren, ihres Zeichens Auslöser von:

Feigwarzen

In der Familie der Papillomaviren tummeln sich mehr als hundert Mitglieder. Aus praktischen Gründen hat man denen keine eigenen Namen gegeben, sondern einfach Nummern, so wie bei Häusern in einer Straße. Für die Entdeckung, dass einige der Familienmitglieder, nämlich Nummer 16 und 18, für Gebärmutterhalskrebs bei Frauen mitverantwortlich sind, bekam der deutsche Forscher Harald zur Hausen 2008 den Medizin-Nobelpreis. Beim Mann sind die Papillomaviren 16 und 18 Auslöser für die seltenen Penis- oder Analkarzinome. Somit stimmt meine anfängliche Behauptung nicht ganz, dass es sich hierbei um nicht lebensbedrohliche Viren handle. So stehen Nummer 6 und 11 nicht im Verdacht, krebserregend zu sein, sondern verursachen *Condylomata acuminata*, eingängiger auch *Kondylome* oder *Feigwarzen* genannt. Schaut man sich im Internet Bilder davon an, kann einem schnell der Appetit vergehen, selbst unter Urologen sind die äußerst ansteckenden Warzen gefürchtet. Äußerlich sehen sie aus wie kleine rotbraune Muttermale und können dabei gestielt oder flach erscheinen. Sie treten einzeln oder in Gruppen auf, besonders gern am Penis, der Leiste, oder in der kompletten Schamregion. Auch Anus und sogar die Mundhöhle können betroffen sein. An den Verbreitungsgebieten merkt man, dass ein einfacher Schutz mit Kondom gegen diese Viren nicht immer möglich ist. Dann müsste man vielleicht so eine Scherzartikel-Unterhose tragen, in der der Lümmel in einem Elefantenrüssel steckt, nur eben aus Latex. Dennoch: Ein Schutz mit Kondom ist immer besser als keiner.

Unternimmt man nichts gegen die Kondylome, können diese eine beachtliche Größe erreichen. Teilweise gibt es sehr imposante Exemplare, die eine gewisse Ähnlichkeit mit kleinen Blumenkohl-Röschen besitzen. Kommt es zu einer Infektion, muss dies allerdings nicht zwangsläufig mit Hautveränderungen einhergehen. Schlummert das Virus allerdings in der Haut, kann es zu einem späteren Zeitpunkt ausbrechen und ist weiter ansteckend. Umso wichtiger ist eine konsequente Behandlung, sobald man eine Infektion vermutet. Die geschieht mittels abtötender Salbe und Verödung durch einen Laser. Sind die sichtbaren Warzen behandelt, können sowohl die krebserregenden als auch die »nur lästigen« Formen des Virus weiter im Körper schlummern. Aus diesem Dilemma gibt es einen recht eleganten Ausweg. Es gibt einen Impfstoff, der jungen Mädchen seit 2007 vom Robert Koch Institut empfohlen wird. Die Impfung sollte noch vor dem ersten Geschlechtsverkehr im Alter zwischen neun und vierzehn durchgeführt werden. Praktischerweise gibt es einen Impfstoff, der nicht nur gegen die krebserregenden Viren-Typen Nummer 16 und 18 wirkt, sondern auch gleich gegen Nummer 6 und 11, die Auslöser der lästigen, aber ungefährlichen Feigwarzen.

Neben Gebärmutterhalskrebs bei der Frau kann das Virus beim Mann wie bereits erwähnt auch Anal- oder Peniskarzinome hervorrufen. Das Risiko für Männer ist zwar viel geringer, aber es besteht. Hierzulande geht man davon aus, diesem Risiko durch eine hohe Impfrate der Frauen entgegenwirken zu können. Im Grunde ist das natürlich richtig, denn wären alle Frauen geimpft, könnte sich die Krankheit nicht mehr verbreiten. Diese einfache Rechnung geht jedoch aus zwei Gründen nicht richtig auf. Zum einen lag die Impfquote bei Mädchen 2014 etwas über 50 Prozent[5], und zum anderen wird bei dieser Kalkulation die Gruppe der homosexuellen Männer ausgegrenzt. Wie sollen sich diese vor einer Erkrankung schützen, die überwiegend auf sexuellem Wege übertragen wird, wenn nur Frauen geimpft werden? Sinnvoll wäre eine allgemeine Impfempfehlung und somit auch Kostenübernahme durch die Krankenkassen, wie es seit 2015 in der Schweiz der Fall ist. Vielleicht gelingt es in ein paar Jahren oder Jahrzehnten so, die lästigen Viren auszurotten und wer weiß, vielleicht gibt es bis dahin sogar einen Impfstoff gegen das HI-Virus.

Kobold

Wie kann man ein Kapitel über das männliche Geschlechtsorgan besser beenden als mit einem zugleich erschreckenden und doch urkomischen Kapitel der Urologie. Gemeint sind Vorfälle im Zusammenhang mit dem Staubsaugermodell *Kobold* eines bekannten deutschen Herstellers. Sogar bis in eine Doktorarbeit hat es der Kobold geschafft, welche mehr als zwei Jahrzehnte nach ihrer Veröffentlichung auf einer Lesetour von Charlotte Roche und Christoph Maria Herbst vorgetragen wurde. Erst kürzlich berichtete mir eine Bekannte von ihrem vorzeitigen Verlassen der Lesung im Jahr 2004 und von überwiegend männlichen Gleichgesinnten, die sie vor der Tür traf. Wie kam es dazu? Fangen wir von vorne an. In den Siebzigern gab es also ein Staubsaugermodell namens *Kobold*. Es hatte im Gegensatz zu den heute handelsüblichen Staubsaugern ein recht kurzes Ansaugrohr von elf Zentimetern.

Dahinter befand sich ein Ventilator, der den Saugstrom produzierte, dahinter kam der Staubauffangbeutel.

Im Grunde sah das Gerät aus wie ein motorisierter Besen, an dessen Stiel ein länglicher Beutel hing und der wenig oberhalb des Bodenstücks einen rundlichen Kasten für den Ventilator besaß. Nun kommt es vor, dass Männer versuchen, durch unterstützende Maßnahmen zum Höhepunkt zu kommen. Es gibt Leute, die auf das Onanieren mit der nicht dominanten Hand (häufig die linke) schwören und das »die Fremde« nennen. Die absoluten Profis bevorzugen sogar die Masturbation mit einer leicht eingeschlafenen, gefühllosen Hand. Daneben existieren zahlreiche Hilfsmittel aus dem Erotik-Shop. Warum aber Geld für teures Gerät verschwenden, wenn in der Abstellkammer der bis zu 1700 Umdrehungen starke Masturbationsgehilfe Kobold ein langweiliges, auf Staubsaugen beschränktes Dasein fristet? Nach dem Saubermachen ist die Maschine praktischerweise schon warm gelaufen und mann hat sich etwas Belohnung verdient. Jetzt erinnern wir uns kurz an die durchschnittliche Größe des Penis von irgendwas um die 13 Zentimeter und an die elf Zentimeter Abstand zum 1700 Umdrehungen starken Ventilator. Genau. Aua. Es kam also vor, dass sich zu dieser Zeit gehäuft Patienten mit schlimmen Verletzungen am Genital in urologischen Ambulanzen vorstellten. Daraus entstand die Doktorarbeit mit dem wunderschönen Titel »Penisverletzungen bei der Masturbation mit Staubsaugern« von Michael Alschibaja Theimuras aus dem Jahr 1978. Auch wenn die Herren zum Großteil die Absicht der Masturbation abstritten und sich mit dem Staubsauger nur massieren oder gar eine Kaffeemühle reparieren wollten, deutete das Verletzungsmuster eindeutig auf einen *Morbus Kobold* hin, wie das Malheur heute inoffiziell in Fachkreisen genannt wird. Obwohl die Herstellerfirma ihr Modell nach Bekanntwerden der Problematik entsprechend änderte, tauchen heutzutage noch vereinzelt *Morbus Kobold*-Patienten in der Ambulanz auf. Bei einem meiner Patienten waren es übrigens Katzenhaare, die er aufsaugen wollte. Zufällig war er nicht bekleidet, stolperte sehr ungünstig und geriet mit dem Penis in den Staubsauger. Die weiteren Einzelheiten möchte ich Ihnen ersparen, oftmals sind oder waren bei den Verletzungen aufwendige Operationen notwendig, um den ursprünglichen Zustand so gut wie möglich zu rekonstruieren. Selbst wenn es sich nicht um einen Kobold handelt, der bei Ihnen für Sauberkeit zuständig ist, rate ich ausdrücklich von derartigen Unterfangen ab. Allein durch die starke Saugwirkung können Eichel, Penis und Vorhaut in Mitleidenschaft gezogen werden.

MERKZETTEL

* Eine gepflegte Intimfrisur ist die halbe Miete.
* Es kommt gar nicht so sehr auf die Größe an.
* Auch etwas krumm ist völlig okay.
* Eine Dauererektion hingegen nicht.
* Kondome sind nicht nur lustige Wasserbomben.
* Implantieren Sie sich bitte keine Zahnbürstenteile in den Penis.

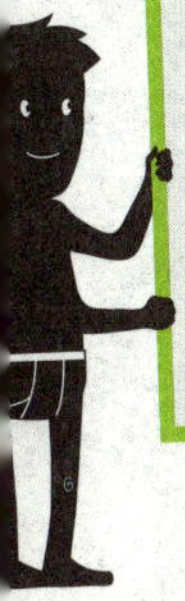

DER HODEN

Name: Hoden

Maße: ca. 4 × 3 × 2,5 cm

Farbe: gelblich mit einer feinen weißen Hülle

Gewicht: etwa 20 g

Wohnsitz: in den warmen Monaten im Zelt

Beruf: in der Spermienproduktion tätig (im Akkord)

Hobbys: Hormone

Lieblingsessen: Eiersalat

Beziehungsstatus: Es ist kompliziert

Beste Freunde: der andere

Mag ich nicht so: Kontaktsportarten, Skinny-Jeans, Mumps und Tumore

Lieblingskleidungsstück: Suspensorium

Lieblingslied: Eye of the Tiger

Lieblings-Emoji: 🍒

Motto: 10 Zentimeter weiter und ich wär im Arsch.

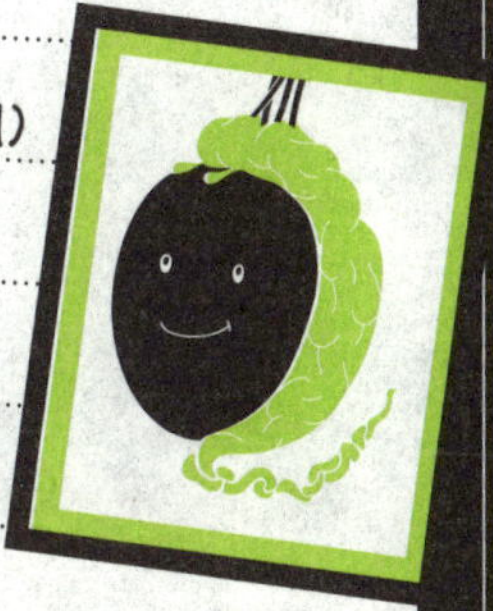

Der Hoden ist nun wirklich kein Attraktivitätsbolzen, oder würden Sie ihn beim Familienduell, gefragt nach den schönsten Organen des Körpers, an erster Stelle nennen?

Außerdem wird er häufig behandelt wie ein Aussätziger, weil er außerhalb des Körpers herumhängen und frieren muss. Dabei ist ihm nicht nur kalt, manchmal bekommt er aufgrund seiner weitestgehend ungeschützten Lage sogar Tritte oder spitze Gegenstände ab.

Und wofür die ganze Quälerei? Für den Nachwuchs. Damit die Spermienproduktion ungestört ablaufen kann, braucht der Hoden eine gewisse Kühlung, wie bei einem Motor. Falls es aber doch mal viel zu kalt wird – das kennt sicher jeder männliche Leser –, zieht sich der Hoden in den mollig warmen Körper zurück, um bei höheren Temperaturen wieder in voller Pracht und gut erholt hervorzutreten. Neben der Spermienproduktion und somit der Fruchtbarkeit eines Mannes ist der Hoden auch für die Produktion von Testosteron zuständig, also die Männlichkeit. Wie das genau zusammenhängt und was bei Spermien- und Testosteronproduktion so alles schieflaufen kann, erfahren Sie im nächsten Kapitel über Sperma und Hormone. Auf den folgenden Seiten geht es um die schlimmsten Feinde, die dem Hoden gefährlich werden können, vom Kindes- bis zum Erwachsenenalter, und darum, wie wir Urologen ihm in brenzligen Lagen helfen können, sei es gegen den harmlosen Kavaliersschmerz, gegen eine gefährliche Hodenverdrehung oder beim Endgegner Hodentumor. Ja, auch der kann besiegt werden. Das ist oft gar nicht mal so schwer.

Wenn von Hoden, Nüssen, Eiern, Gehänge, Sack, Klöten, Kronjuwelen oder ______________________________ (Platz für Ihr Lieblingswort) die Rede ist, meinen wir meistens das komplette Gehänge. Anatomisch gesehen ist der Hoden das paarweise vorhandene Organ im Inneren. Die beiden Hoden sind von mehreren Hüllen und dem Hodensack (Skrotum) umgeben. Um die Sorge eines jungen Mannes aus der Sprechstunde aufzunehmen und sie Ihnen zu nehmen: Ja, die etwas schrumpelige Faltung der Haut in diesem Gebiet ist normal. Und wer genau drauf achtet, bemerkt, dass die extreme Faltenbildung lediglich bei Kälte zu beobachten ist, weil sich der Hoden dann etwas zurückzieht und so Haut übrig bleibt. Im Inneren seiner Behausung ist der Hoden von mehreren schützenden Schichten umgeben und um ihn schmiegt sich der Nebenhoden. In diesem reifen die im Hoden produzierten Spermien für ihre spätere wichtige Aufgabe. Ein bisschen ist also der Hoden die Kinderstube und der Nebenhoden die Schule. Später geht es dann über den Samenleiter raus in die Freiheit. Von oben werden Hoden und Nebenhoden mit Blutgefäßen und Nerven versorgt, die im Folgenden noch eine Hauptrolle spielen.

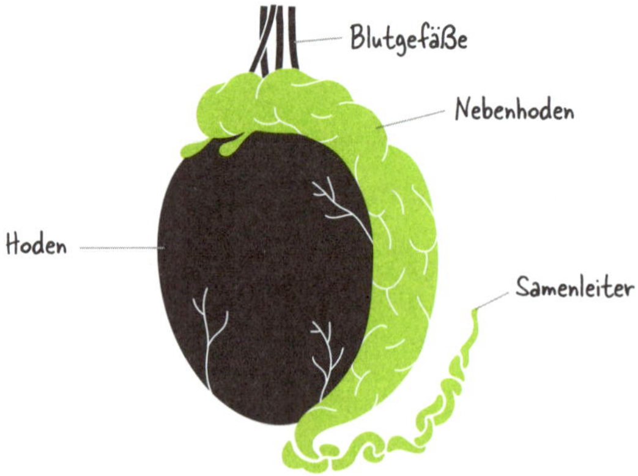

Vom Anus über Hodensack und Penis bis zum Vorhautbändchen zieht sich eine Art Naht, die oft etwas dunkler gefärbt ist als die umliegende Haut. Sie stammt aus der Entwicklung der männlichen Geschlechtsorgane und ist vergleichbar mit den kleinen scharfen Nähten an Plastikteilen, die entstehen, wenn zwei Einzelteile zusammengefügt werden. Entgegen der Meinung eines Patienten, der vor längerer Zeit urologischen Rat in der Notfallambulanz suchte, ist diese Naht weder krankhaft noch Zeichen für eine Penisvergiftung. Die ist mir während meiner bisherigen beruflichen Laufbahn übrigens noch nicht begegnet und ich bezweifle ihre Existenz. Vergiftet werden Sie vermutlich auch nicht, wenn Sie einen Hoden essen, einen tierischen versteht sich. Während des Studiums bewunderte ich noch vor meiner Entscheidung für das urologische Fachgebiet immer die Schafshoden in der Fleischtheke meines türkischen Supermarkts. Sie zu kaufen, habe ich mich nie getraut, weil man sie dann ja auch hätte verzehren müssen. Vielleicht traue ich mich nächsten September ja in das beschauliche Dörfchen Ozrem nach Serbien. Dort findet jedes Jahr die »World Testicle Cooking Championship« statt, und richtig, dort kann man Hoden in allen Variationen genießen. Schlimmer als in Kinderurin gegarte Hühnereier aus China wird es sicher nicht sein. Diese Delikatesse kenne ich zum Glück nur aus Reportagen, die auf einem als Nachrichtensender getarnten Fernsehprogramm laufen.

Widmen wir uns wieder den menschlichen Hoden, die in Ozrem hoffentlich nicht serviert werden.

Wanderhoden

Bis zur siebten Schwangerschaftswoche ist der heranwachsende Embryo noch ungeschlechtlich. Zwar besitzt er im Normalfall entweder zwei X-Chromosomen oder je ein X- und ein Y-Chromosom, doch der kleine Körper fängt erst dann an zu lesen, welche Informationen darauf hinterlegt sind. Und auf dem Y-Chromosom steht eben, neben allerlei anderem männlichen Kram: Mach mir Hoden. Das ist jetzt sehr vereinfacht dargestellt, aber der Embryo ist ja auch noch sehr klein und tut brav, was man ihm sagt. Die Hoden werden zunächst auf Höhe der Nieren »produziert« und wandern dann immer weiter nach unten. Neben der passiven Wanderung durch das Körperwachstum bewirken auch Hormone, also Botenstoffe, ein Absteigen des Hodens.

Im siebten Schwangerschaftsmonat ist der Hoden dann normalerweise an seinem Bestimmungsort, dem Skrotum, angekommen. Meistens jedenfalls.

Manchmal kommt es vor, dass sich die Hoden bei Neugeborenen noch nicht an ihrem eigentlichen Zielort eingefunden haben. Dann wartet man im ersten halben Jahr erst einmal ab, es gibt ja schließlich auch mal schlechte Wandersleute. Ist er dann immer noch nicht da, wo er hingehört, sollte man schleunigst etwas unternehmen, am besten in Form einer Vermisstenanzeige beim Kinderarzt.

Früher hatte man dann zwei Möglichkeiten. Zum einen konnte man bis zum zwölften Lebensmonat eine Hormontherapie durchführen, oder man entschied sich, spätestens nach erfolgloser Hormontherapie, für eine operative Lösung des Problems. Heutzutage bevorzugt man meist direkt den operativen Weg. Hierfür muss der Hoden aber zunächst einmal gefunden werden. Oft versteckt er sich in der Leistengegend und lässt sich dort ertasten oder mit dem Ultraschallgerät aufspüren. Findet man ihn auch hier nicht, schaut man mithilfe einer Bauchspiegelung, auch Laparoskopie genannt, bis hoch zu den Nieren – wir erinnern uns, dorthin, wo die Reise begann. Hat man ihn gefunden, ist die Verlegung des Wanderers in seine Heimat zumeist im Rahmen einer kleinen Operation möglich.

Und warum betreibt man diesen großen Aufwand überhaupt? Freuen wir uns doch für den kleinen Racker, im Körper ist es schön warm und es lebt sich viel geschützter als draußen im kalten Skrotum. Um perfekte Leistung in Form von guten Spermien zu bringen, braucht der Hoden ja kühlere Temperaturen. Übrigens kann nach ausgiebigen Saunabesuchen oder heißen Bädern die Spermienproduktion aus demselben Grund in Mitleidenschaft gezogen werden und die Fruchtbarkeit des Mannes für eine bestimmte Zeit eingeschränkt sein, was bei einem Kinderwunsch von Bedeutung sein kann.

Noch viel schlimmer ist aber, dass ein erhöhtes Hodenkrebsrisiko besteht, sogar noch nach erfolgreich durchgeführter Rückverlegungs-Operation. Deshalb sollten Jugendliche, die diese Operation im Kindesalter über sich ergehen lassen mussten, ihre Hoden ab der Pubertät regelmäßig abtasten. Abtasten *lassen* ist dabei eine völlig gleichwertige Alternative.

Neben dem eben beschriebenen Wanderhoden gibt es noch den Pendelhoden, dieser verzieht sich ab und an in die Leiste, pendelt dann aber immer wieder in sein Nest zurück. Dieser Zustand bedarf keiner Therapie, sollte aber beobachtet werden. Genau: Abtasten.

Hodenverdrehung

Nun könnte man natürlich annehmen, der Hoden sei in sicheren Gefilden angelangt, sobald er es bis in seine natürliche Behausung geschafft hat, egal ob nun von allein oder mit ärztlicher Hilfe. Aber der Hoden hat, diesmal metaphorisch gesprochen, noch eine ziemlich lange Reise vor sich, auf der immer noch einiges passieren kann.

Besonders während des ersten Lebensjahres und später zwischen dem zwölften und dem 18. Lebensjahr kann es zu einem absoluten Hoden-Notfall kommen: der Hodenverdrehung, vom Mediziner klug *Hodentorsion* genannt. Da der Hoden während seiner großen Wanderung die Gefäße für seine Blutversorgung mitgebracht hat, hängt er wie ein Tiefseetaucher an einem langen Kabel, das ihn mit lebenswichtigen Stoffen versorgt. Es kann nun passieren, dass sich dieses Kabel, in dem Arterien, Venen und Nerven verlaufen, verdreht. Besonders tückisch hierbei ist, dass das auch ohne Einwirkung von außen auftreten kann, zum Beispiel mitten in der Nacht. Hat sich dieses Kabel also verdreht, wird dem Hoden – wie dem Tiefseetaucher – die Sauerstoffzufuhr abgedreht.

Wie bei der unangenehmen Dauererektion macht sich der Körper dann durch starken Schmerz sowie eine Rötung und Schwellung des betroffenen Hodens bemerkbar. Manchmal ist der Hoden durch die Verdrehung etwas hochgezogen und kann quer liegen. Das ist genauso ungesund, wie es klingt, da der Hoden ohne Sauerstoff nicht überleben kann. Eine sofortige Vorstellung im nächsten Krankenhaus ist in diesem Fall also absolut angeraten. Googeln Sie am besten vorher, ob das ausgewählte

Krankenhaus über eine urologische Abteilung verfügt, um keine wichtige Zeit zu verlieren. Im Hospital angekommen, ist nach Erstellung der richtigen Diagnose eine sofortige Operation notwendig, um den Hoden aus seiner bedrohlichen Situation zu befreien. Passiert dies nicht, kann er innerhalb von sechs Stunden absterben und muss dann amputiert werden. Ist die Operation aber gut verlaufen und der Hoden wieder ausreichend durchblutet, wird er mit kleinen Fäden festgenäht, damit so eine Torsion nie wieder vorkommen kann. Da man festgestellt hat, dass in solchen Fällen die Wahrscheinlichkeit einer Verdrehung des zweiten Hodens erhöht ist, und da man sowieso schon ein Skalpell in der Hand hält, näht man den Hoden auf der Gegenseite meist auch gleich fest.

Neben der echten Verdrehung des Hodens kann es zu einer ebenfalls schmerzhaften, aber nicht so gefährlichen Teilverdrehung der männlichen Kronjuwelen kommen. Außerdem gibt es am Hoden bei manchen männlichen Wesen kleine Anhängsel, von der Optik her vergleichbar mit diesen eklig gestielten Muttermalen. Sie sind ein Überbleibsel aus der Entwicklung der Hoden und wie Muttermale für nichts gut, außer Ärger zu verursachen – den produzieren sie, indem sie sich um ihre eigene Achse drehen, wobei sie anschwellen und ihre normal weißlich-beige Färbung sich in Blau bis Dunkellila ändert. Dieser Vorfall kann sehr schmerzhaft sein. Manchmal kann man diese kleinen verdrehten Hydatiden als blauen Punkt durch das Skrotum schimmern sehen. Um zu beweisen, dass Mediziner auch Englisch können, nennen wir das dann Blue-Dot-Sign. Dieses charakteristische Zeichen muss aber nicht immer vorhanden sein, und so ist es manchmal schwierig, eine akute Hodentorsion von anderen schmerzhaften Ereignissen zu unterscheiden. Im Zweifel muss dann in einer kleinen Operation nach dem Rechten geschaut werden, denn falls sich der Arzt irrt und der Hoden doch verdreht ist, kann das schlimme Folgen haben. Ansonsten kann so eine Hydatiden-Torsion auch ohne Operation mit schmerzlindernden und abschwellenden Medikamenten behandelt werden.

Dr. Google

Das war jetzt jede Menge Hodenstoff und es ist vielleicht Zeit für eine kleine Abwechslung und Überprüfung des Lernerfolges. Viele Patienten mit urologischen Problemen scheuen den Arztbesuch und suchen Rat im Internet. Sicher kennen Sie das Phänomen selbst: Wenn man eine Frage ausformuliert und sie in die Suchmaske des Computers oder Smartphones eingibt, landet man recht schnell auf einschlägigen Seiten wie gutefrage.net. Das ist natürlich per se nichts Schlechtes und für Fragen wie »Darf man als Vegetarier auch Fruchtfleisch essen?« absolut hilfreich. Doch sucht man Rat in medizinischen Angelegenheiten, sollte man nicht immer auf die Antwortenden hören. Zur Veranschaulichung folgendes, scheinbar harmloses Beispiel:

»Murti46« fragt:
Hallo ich bin 12 und habe nur ein Hoden gefährdet es der Gesundheit habe sehr angst?

»Schoschin« antwortet:
Hallo, das ist eine ärztliche Frage, die nur ein Arzt beantworten kann und hier niemand. Da ich aus dem ärztlichen

Bereich komme, kann ich dir nur eines vorab sagen: Keine Angst, du bist absolut gesund! Es gibt keinerlei Probleme. Ob du später Zeugungsfähig bist kann nur ein Arzt testen. Sonst niemand. Ansonsten, wie erwähnt keine Panik, alles im Normbereich!!!

Kommentar Murti46:

Ich danke ihnen sehr also das schlimmste was passieren kann ist das ich keine Kinder bekommen kann?
mehr nicht?

»Mifsatius« antwortet:

Nein warum denn auch du bist genauso gesund wie jemand der zwei Hoden besitzt

Kommentar Murti46:

Ich danke dir 100000 mal

Kommentar Mifsatius:

Gerne

Jetzt betrachten wir diese Situation einmal aus fachlicher Perspektive. Wir wissen nicht, warum Murti die Zusatzzahl 46 wählt, aber er ist anscheinend zwölf Jahre alt und besitzt nur einen Hoden. Es wäre ein guter Rat gewesen, Murti46 an seine Eltern zu verweisen, oder ihn zu fragen, ob er vielleicht als Kind eine Operation gehabt hat. Aber da kommt Schoschin ins Spiel. Er macht zunächst alles richtig und rät zu einem Arztbesuch. Gleich im nächsten Satz fängt er jedoch selbst an, die Frage zu beantworten. Er stamme »aus dem ärztlichen Bereich«, schreibt Schoschin und schafft sich damit Kompetenz und Vertrauen.

»Ärztlicher Bereich« kann jedoch von der Reinigungskraft im OP bis hin zur Gesundheitsministerin vieles bedeuten. Der einzige Satz, der bei Murti46 hängen bleibt, ist wohl dieser: »Keine Panik, alles im Normbereich!!!« Auf diesen Zug springt dann auch Mifsatius auf, und am Ende ist Murti46 erleichtert, bedankt sich artig und verteilt virtuelle Küsschen.

Um zu wissen, woran Murti46 wirklich leidet, bräuchte es ein paar Untersuchungen. Ein alter urologischer Leitspruch lautet: Keine Diagnose durch die Hose. Sprich, man muss das vermeintliche Problem mit eigenen Augen sehen, besser noch tasten. Dies macht eine Befunderhebung über das Internet selbst für Spezialisten schwer.

Gehen wir zunächst vom Besten aus. Murti46 wurde mit nur einem Hoden geboren, was durchaus vorkommt und nicht weiter schlimm ist, solange dem anderen Kameraden nichts passiert und er normal arbeitet. Lediglich die Fruchtbarkeit ist etwas herabgesetzt. Hat Murti46 aber zwei Hoden, darunter einen, der sich noch im Bauchraum oder in der Leiste versteckt, so ist das Risiko, einen Hodentumor zu bekommen, bei ihm zehn- bis zwanzigfach erhöht.

Entscheiden Sie selbst, was Sie daraus lernen. Ich weiß jetzt zumindest, dass man auch als Vegetarier sehr wohl Fruchtfleisch essen darf.

Krampfadern am Hoden

Krampfadern sind doch diese sich unter beigen Strumpfhosen schlängelnden Adern bei älteren Damen, oder? Genau. Sie können sich jedoch ebenso am Hoden bilden.

Genauer gesagt meistens etwas oberhalb des Hodens in Form einer geschlängelten Vene. Wie aber kommt das zustande? Das vom Herz kommende Blut, das durch den Körper zirkuliert, muss immer wieder dorthin zurücktransportiert werden. Vom Herz aus geht es weiter in Richtung Lunge, wo es mit frischem Sauerstoff versorgt wird. Von der Lunge geht es wieder zum Herz, und das frische Blut wird durch unsere Arterien in den Körper gepumpt. Den Rücktransport des sauerstoffarmen Blutes bewerkstelligen danach die Venen. Noch einmal kurz für das allgemeine Verständnis: Venen transportieren das Blut zum Herz, Arterien vom Herz weg, Ader ist ein Begriff für alle Blutgefäße. Der Bluttransport aus dem unteren Körperbereich ist dabei etwas anstrengender, weil ja gegen die Schwerkraft gepumpt werden muss. Damit dies überhaupt möglich ist, hat der Körper die Venenklappen erfunden. Das sind kleine Schleusen, die dafür sorgen, dass das Blut nicht der Schwerkraft folgt und zurück nach unten fließt. Sind diese Schleusen defekt, zum Beispiel aus Gründen der Überlastung oder wegen Altersschwäche, kommt es zur Ausbildung von Krampfadern. Das Blut kann nicht abfließen und staut sich. Davon kann nun auch im jugendlichen Alter der Hoden betroffen sein. Man spricht dann von einer Varikozele, welche fast ausschließlich am linken Hoden auftritt. Warum denn das?

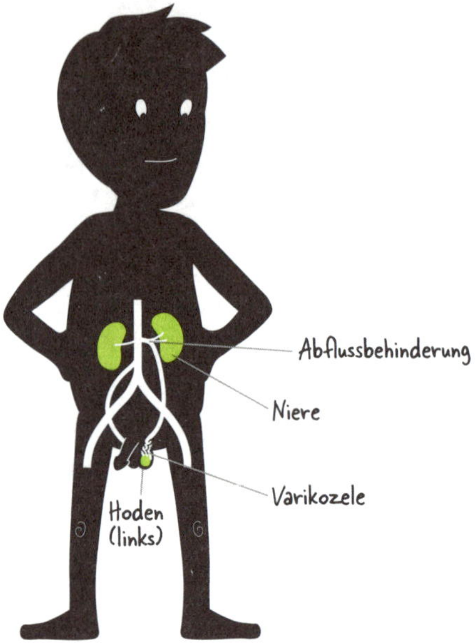

Auf der linken Körperseite fließt das vom Hoden kommende Blut in die linke Nierenvene ab. Das Gefäß mündet fast in einem rechten Winkel in der Nierenvene, wie auf der kleinen Skizze zu sehen ist. Auf der rechten Körperseite fließt das Blut aus dem Hoden in die große Hohlvene und mündet schräg ein. So kommt es, dass der Abfluss links schlechter funktioniert. Tritt gleichzeitig eine Schädigung der oben beschriebenen Venenklappen auf, kann das Blut gar nicht mehr abfließen, sondern läuft aus der Niere in Richtung Hoden zurück und staut sich dort. Dort wird es dann je nach Schweregrad als bläulich geschlängeltes Geflecht am linken Hodensack sichtbar. In unserer Abbildung ist es das weiß geschlängelte Gebilde oberhalb des Hodens. Verstärkt wird dieses Venengeflecht durch eine Druckerhöhung im Bauchraum, wie es beim Husten oder Pressen der Fall ist.

Sehr schlimm ist diese Erkrankung nicht, jedoch – Sie haben es vielleicht schon erraten – kann unter diesem

Blutrückstau die Fruchtbarkeit des Mannes leiden. Bei Schmerzen, einem niedrigen Testosteronwert oder einer kosmetischen Störung für den Patienten wird die Varikozele meist operativ beseitigt. Auch bei einem unerfüllten Kinderwunsch und Krampfadern am Hoden kann eine Entfernung der Varikozele die Chance auf Nachwuchs erhöhen.

Wie so oft ist eine operative Lösung des Krampfader-Problems auf verschiedene Weise möglich. Ziel ist immer, den Rückfluss des Blutes aus der Niere zu stoppen. Dafür kann man dieses Gefäß mittels Schlüssellochtechnik oder offener Operation auf verschiedenen Höhen unterbinden, also zunähen. Eine andere Möglichkeit ist es, ein Mittel in dieses Gefäß zu spritzen, um es damit zu verstopfen. In etwa so, als würde man heißes Frittenfett in den Abfluss gießen und abwarten, bis dieses erkaltet und das Rohr verstopft. Sklerosierung nennt man das im medizinischen Fachjargon. Jetzt könnte man sich fragen, wohin das Blut aus dem Hoden abfließt, wenn der Hauptweg verschlossen ist. Neben dem großen Gefäß gibt es noch viele kleine, die nun diese Aufgabe übernehmen. Das ist wie bei einer Autobahn-Vollsperrung. Durch Umleitungen über kleinere Straßen fließt der Verkehr trotzdem ab. Unser Körper ist sogar so schlau, dass er die Belastung der kleineren Landstraßen bemerkt und diese zu größeren ausbaut.

Dicke Eier

Bis jetzt hatten wir einen vermissten Hoden, einen verdrehten und einen mit Krampfadern. Was aber, wenn der Hodensack statt leer, verdreht oder verkrampft nun extrem dick ist? Das kommt gar nicht so selten vor und kann verschiedene Gründe haben.

Immer wieder stellen sich zum Beispiel Patienten mit extrem vergrößertem Hoden und Luftnot vor. Nun fragt man sich zu Recht, was diese Symptome miteinander zu tun haben. Die Antwort ist recht einfach: Bei diesen Patienten fällt neben dem angeschwollenen Hodensack oftmals auch ein dickes Bein auf. Hält man in solchen Fällen das Ultraschallgerät auf das Skrotum, so erkennt man, dass der Hodeninhalt völlig normal aussieht, sich jedoch im Unterhautgewebe sehr viel Flüssigkeit befindet. Die Ursache des Problems ist nun so gut wie geklärt: Aufgrund eines zu schwach pumpenden Herzens sammelt sich Flüssigkeit im Gewebe.

Da unsere Pumpe in solchen Fällen nicht mehr auf Hochtouren läuft, erhöht sich der Druck in den kleinen Blutgefäßen und Flüssigkeit gelangt ins Gewebe. Davon betroffen sind zuerst vom Herz weiter entfernte Stellen wie Füße und Beine. Das hat auch wieder mit der Schwerkraft zu tun. Bei anhaltender Herzschwäche kann auch das Skrotum oder sogar die Lunge von diesen Flüssigkeitseinlagerungen überschwemmt werden, was die Atemnot erklärt. Für den Hoden ist diese Situation völlig ungefährlich, für den Menschen jedoch nicht. In solchen Fällen müssen internistische Kollegen hinzugerufen werden, die das Herz wieder auf Vordermann bringen.

Eine wirklich urologische Ursache für dicke Eier kann allerdings der Hodentumor sein:

Hodentumor

Wie fast jedes Organ im menschlichen Körper, kann auch der Hoden von bösartigen Veränderungen betroffen sein. Das Schlimme daran ist, dass es besonders häufig junge Patienten betrifft. Im Alter von 18 bis 35 ist der Hodentumor die häufigste Krebserkrankung bei Männern. Weiter vorn haben wir bereits erfahren, dass ein Hoden, der sich in der Leistengegend oder im Bauchraum befindet, ein erhöhtes Risiko birgt, einen Hodentumor zu bekommen – auch wenn er operativ verlegt wurde. Deshalb ist es wichtig, dass betroffene junge Männer mit Eintreten der Pubertät regelmäßig ihre Hoden abtasten. Das ist also quasi eine offizielle Aufforderung, sich an den Eiern rumzuspielen. Es reicht, wenn dies einmal im Monat unter der Dusche passiert, und muss nicht täglich auf dem Pausenhof praktiziert werden. Und was genau kann man da tasten? Auf jeder Seite des Hodensacks müsste sich ein ungefähr pflaumengroßer Hoden befinden, der sich etwas elastisch anfühlt. Wir Mediziner haben die lustige Angewohnheit, die Größe von Körperteilen und Organen durch den Vergleich mit Obstsorten zu veranschaulichen. Das wird Ihnen in diesem Buch noch häufiger begegnen und Sie hoffentlich nicht zu sehr abschrecken. Da gibt es beispielsweise die kastaniengroße Prostata, den kirschkerngroßen Abszess oder eben die pflaumengroßen Hoden. Diese Bezüge sollte man allerdings beim Obsthändler nicht verwechseln und hodengroße Pflaumen bestellen.

Aber zurück zum Abtasten. An der Längsseite und am Oberpol des Hodens befindet sich auch der deutlich weichere Nebenhoden, der sich wie ein Seitenschläferkissen an den Hoden schmiegt und den man ebenfalls, wenn auch schwerer, ertasten kann. Ein normaler Hoden sollte sich, wie gesagt, leicht elastisch und nicht verhärtet anfühlen. Wenn er auf Druck etwas empfindlich reagiert, ist dies ganz normal. Linker und rechter Hoden müssen nicht exakt gleich groß sein, sollten einander aber ungefähr entsprechen.

Eins meiner Lieblingsinstrumente in der Urologie, und dazu noch völlig analog, ist das Orchidometer, das beim Abmessen der Hodengröße zum Einsatz kommt. Man kann es sich vorstellen wie eine Perlenkette mit unterschiedlich großen ovalen Holzkugeln. Das Orchidometer in der einen, den Hoden des Patienten in der anderen Hand, kann so wunderbar Maß genommen werden. Falls Sie aber in der nächsten Klinik nach einem Urologen suchen, der solch ein Orchidometer um den Hals trägt wie der Kardiologe sein Stethoskop, muss ich Sie enttäuschen. In der Praxis hat sich heute meist die Untersuchung und Größenmessung des Hodens mit dem Ultraschallgerät durchgesetzt. Ich schweife wieder etwas ab. Was unternimmt man denn nun, wenn sich der Hoden verhärtet anfühlt oder vergrößert ist?

Zunächst einmal vereinbart man einen Termin in einer urologischen Praxis und macht sich nicht unnötig Sorgen. Auch wenn der Hodentumor bei jüngeren Männern die häufigste Krebsform ist, ist er sehr selten. Um mal ein paar Zahlen zu nennen: Einer von zehntausend Männern erkrankt pro Jahr an einem Hodentumor. Auf dem Festival *Rock am Ring* laufen bei angenommener Geschlechtergleichheit unter den Besuchern also ungefähr vier Männer herum, die in diesem Jahr an einem Hodentumor erkranken können.

Wenn Sie also in einer Praxis vorstellig werden, wird sich der Arzt den Hoden ansehen und ein Ultraschallbild machen. Hat man nun wirklich den Verdacht, es mit einem Tumor zu tun zu haben, erfolgt eine rasche Einweisung in ein Krankenhaus. Der kranke Hoden muss dann entfernt werden. Das ist für junge Patienten zunächst ein großer Schock, auch wenn diese Tumorerkrankung sehr gute Heilungschancen besitzt.

Während der Operation wird über einen Schnitt in der Leiste der betroffene Hoden begutachtet. Bevor er vollständig entfernt wird, entnimmt man eine kleine Probe aus dem tumorverdächtigen Areal, die man noch während der Operation zu einem Pathologen schickt. Dieser schaut sich das Gewebe unter dem Mikroskop an und kann dann sagen, ob es sich tatsächlich um einen bösartigen Befund handelt. Es gibt wenig Schlimmeres, als ein gesundes Organ zu entfernen, egal um welches es sich handelt.

Muss der Hoden aufgrund eines Tumors entfernt werden, kann direkt eine Silikonprothese implantiert werden. Das ist gerade bei jungen Patienten eine sinnvolle kosmetische und psychologische Maßnahme. Außerdem wird bei der Operation noch eine Probe aus dem Hoden der Gegenseite entnommen, auch wenn dieser zuvor im Ultraschallbild unauffällig aussah. Während die Operationswunde im Krankenhaus heilt und beobachtet wird, werden Bilder vom Bauchraum und der Lunge gemacht, um zu sehen, ob sich vielleicht Metastasen gebildet haben. Metastasen sind verstreutes Tumorgewebe, das sich in anderen Teilen des Körpers ansiedelt. Dies geschieht zunächst über das Lymphsystem, das Kanalisations- und Abwehrsystem des Körpers. Jeder kennt die angeschwollenen Lymphknoten am Hals bei einer Mandelentzündung, das Immunsystem arbeitet dann auf Hochtouren, um sich gegen die Viren oder Bakterien zu wehren. Leider können auch Tumorzellen über dieses System wandern und sich in den Lymphknoten ausbreiten. In den zuvor erwähnten Bildern von Bauchraum und Lunge können diese Metastasen erkannt werden.

Chemotherapie

Selbst wenn ein Tumor samt Hoden vollständig entfernt wurde und sich bereits Metastasen gebildet haben, stehen die Heilungschancen in vielen Fällen noch sehr gut. Da man an diese Metastasen mit dem Skalpell schlecht herankommt und sie teilweise so klein sind, dass man sie mit bloßem Auge nicht sehen kann, ist nun eine Chemotherapie oder Bestrahlung notwendig.

Da es eine Menge verschiedener bösartiger Erkrankungen gibt, existieren auch unzählige verschiedene Chemotherapien. Viele nutzen jedoch die schnelle Teilungsrate und somit Vermehrung von Tumorzellen als Angriffspunkt. Diese Medikamente nennt man *Zytostatika*, was aus dem Griechischen übersetzt heißt: »Die Zelle anhalten«. Ihre Wirkung beschränkt sich dabei leider nicht nur auf die bösartigen Zellen, sondern ebenso auf gesunde Zellen im Körper, die sich schnell teilen. Das erklärt zum Beispiel die bekannteste Nebenwirkung: den Haarausfall. Übrigens können die Haare nach einer überstandenen Chemotherapie ihre Farbe und Form verändern. Aus glattem blonden Haar können dunkle Locken werden. Das ist aber meist nur ein vorübergehendes Phänomen.

Ob die Metastasen nach der Chemotherapie oder einer

Bestrahlung auch wirklich aus dem Körper verschwunden sind, kontrolliert man wieder mit den zuvor erwähnten Bildern vom Körper.

Später ist es wichtig, in regelmäßigen Abständen weiter zu kontrollieren, da es trotz erfolgreicher Therapie zur Wiederkehr des Tumors kommen kann. Auch wenn ein Hodentumor richtig bescheiden ist: Stünde plötzlich jemand vor meiner Haustür und würde sagen, ich müsse mir eine Krebsart aussuchen, würde ich diese wählen.

Wahrscheinlich würde ich zunächst aber die Polizei oder einen Psychiater anrufen, um den Gesundheitszustand des ungebetenen Besuchers überprüfen zu lassen.

Apropos ungebetene Besucher: Oft kommt es vor, dass man gerade mit den Kollegen und Kolleginnen während eines stressigen 24-Stunden-Dienstes im Aufenthaltsraum Pizza isst, sich kurz entspannt, und plötzlich klingelt das Diensttelefon und kündigt einen Patienten mit vergrößertem Hoden an. Der junge Mann ist neunzehn und hat schon länger einen vergrößerten Hodensack auf der rechten Seite. Er hat sich nicht so richtig zum Urologen getraut und hat ein bisschen im Internet recherchiert. Nun hat er Angst vor einem Hodentumor. Schmerzen hat er keine, manchmal zwickt es vielleicht etwas. Erst einmal wird der junge Mann beruhigt und gebeten, es sich auf der Untersuchungsliege bequem zu machen. Nach der Ultraschalluntersuchung des Hodens kann der Patient direkt beruhigt werden. Was ihn gezwickt und verunsichert hat, ist ein harmloser:

Wasserbruch

Wir Mediziner nennen diese Erkrankung auch *Hydrocele*. Davon gibt es zwei Sorten. Die eine hat man von Geburt an, was bei dem jungen Mann unwahrscheinlich ist, sonst hätte er es wohl früher bemerkt. Bei dieser Form hat der Hoden nach seiner Wanderung vergessen, die Tür zu seiner Behausung zu schließen, als er dort angekommen ist.

Am Anfang dieses Kapitels wurde kurz erwähnt, dass der Hoden von mehreren Hüllen umgeben ist. Die Bauchwand, durch die der Hoden gewandert ist, besitzt ebenfalls mehrere Hüllen:

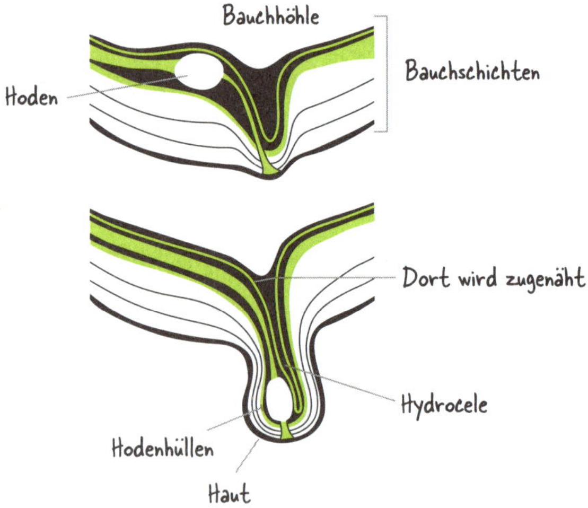

Nun nimmt der Hoden, eigennützig wie er ist, die Hüllen der Bauchwand einfach mit. Dabei kann es aber vorkommen, dass sich eine Hülle nicht richtig verschließt und so Flüssigkeit aus dem Bauchraum in den Hodensack läuft. Diese Fehlentwicklung hört auf den schönen Namen *Hydrocele communicans*, weil ja der Hoden mit dem Bauchraum in Verbindung steht und kommuniziert. Das Ganze fällt meistens relativ früh auf und wird dann operativ beseitigt. Die Hülle wird einfach zugenäht, damit ist die Verbindung unterbrochen. Kein Anschluss unter dieser Nummer quasi. Im Gegensatz zu der des jungen Mannes schwankt die angeborene Form der Hydrocele in ihrer Größe, da das Wasser durch die offene Stelle ja wieder in den Bauchraum zurückfließen kann. Wenn man einen Kopfstand macht, fließt das Wasser wieder zurück.

Die Hodenhüllen sind dazu da, eine Art Gleitfilm um den Hoden zu produzieren und abzubauen. Nach einer Entzündung oder einer Operation in dieser Gegend kann das Gleichgewicht zwischen Produktion und Abbau der Gleitflüssigkeit gestört sein, um den Hoden sammelt sich also Flüssigkeit an. Das kann man sich vorstellen wie eine Pflaume, die in einer kleinen Wasserbombe schwimmt, die in extremen Fällen sogar Luftballongröße erreichen kann. Auf urologischen Fortbildungen kursiert immer wieder die Geschichte eines in der Agrarwirtschaft arbeitenden Mannes aus einer sehr ländlichen Gegend, der seinen Hoden in einer Schubkarre zum Arzt transportieren musste. Ich persönlich kann von einer älteren Dame berichten, die ihrem an einer großen Hydrocele leidenden Mann ein Extrafach an die Unterhosen genäht hatte. So erkläre ich dem jungen Mann seine Diagnose und rate ihm, sich einen Termin für eine Operation zu machen oder seiner Freundin einen Nähkurs zu spendieren. Hierbei, also bei der Operation, nicht beim Nähkurs, wird über einen kleinen Schnitt am Hodensack zunächst die Flüssigkeit samt Hodenhülle entfernt und alles wieder fein zugenäht. Das Fehlen dieser

Hüllen ist dabei für den Hoden nicht weiter tragisch und ein Wiederauftreten des Problems ist nach erfolgreicher Operation so gut wie unmöglich.

Hodentrauma

Eingangs wurde ja bereits erwähnt, dass der Hoden aufgrund seiner exponierten Lage besonders anfällig für Verletzungen ist. Meistens werden diese durch Verkehrsunfälle verursacht, bei den ganz Kleinen stehen Fahrradfahren und Turnen weit oben auf der Liste der Dinge, die dem Hoden gefährlich werden können. Wenn Hodenverletzungen Folge eines Sex-Unfalls sind, wird darüber selten offen berichtet. Umso erstaunlicher war die Geschichte eines Mannes, der mit einer blutigen Kratzwunde am Hoden in der Sprechstunde auftauchte.

Seine Erklärung lautete folgendermaßen: Er hatte es sich gerade beim Chatten mit einem Webcam-Girl gemütlich gemacht. Nur kurz zur Erklärung, das sind die Damen aus den Werbespots, die später in der Nacht im Fernsehen laufen. Die »trifft« man heute nicht mehr nur über teure Telefonnummern, sondern auch im Videochat. Leider tauchte plötzlich die Katze des Patienten zwischen seinen Beinen auf. Vielleicht kennen Sie diese lustigen Katzenspielzeuge, wie beispielsweise einen Stock mit einer tanzenden Feder daran. Pussy, meine Katze aus Kindertagen (kein Scherz!), war absolut verrückt nach diesen Dingern. Stellen Sie sich jetzt den Hoden anstelle der Feder vor und schon wird klar, was dort vor laufender Kamera passierte. Der »Kratzbaum« war zum Glück verschont geblieben, da der Mann, wahrscheinlich aus einer bösen Vorahnung heraus, schützend seine Hand darumgelegt hatte. Bei den Wunden am Hoden reichte nach der Auffrischung des Tetanus-Schutzes eine Versorgung mit sterilem Wundverband, auch Pflaster genannt.

Ebenso gibt es aber auch Hodentraumata, die zwar in der Entstehung weniger lustig, dafür aber im Verletzungsgrad weitaus schwerwiegender sind. Je nachdem wie tief oder massiv solch eine Verletzung ist, können dabei von außen nach innen die verschiedenen Hodenhüllen betroffen sein. Kommt es ganz fies, kann der Hoden sogar aufreißen. In solchen Fällen hilft nur eine sofortige Notoperation, bei der alles wieder zusammengeflickt wird. Bleibende Schäden oder eine Amputation des Hodens sind dabei zum Glück sehr selten.

Hodenentzündung

Zehennägel und Haarwurzeln, ja ganze Lungenflügel können sich entzünden; ist das Herz betroffen, nennt man die Sache Endokarditis, beim Gehirn Enzephalitis. Es gibt chronische Entzündungen, akute Entzündungen und rheumatische Formen. Die Liste der Auslöser ist dabei fast genauso lang wie die der Orte, an denen sie entstehen können: Strahlung, Kälte, Hitze, körpereigene Erzeugnisse wie Enzyme oder Stoffelwechselprodukte und natürlich Viren, Bakterien und Parasiten können Entzündungen hervorrufen. Im schlimmsten Fall kann eine Entzündung zu einer Blutvergiftung führen, auch Sepsis genannt. Es ist also nicht verwunderlich, dass sich der Hoden ebenfalls entzünden kann.

In den allermeisten Fällen ist es allerdings gar nicht der

Hoden selbst, der sich entzündet, sondern der Nebenhoden, wo die Spermien reifen und das Schwimmen lernen. Ursächlich hierfür ist größtenteils ein vorhergegangener Infekt des Harnwegs oder der Blase. Meist berichten die Patienten von einem Brennen beim Wasserlassen, bevor der Hoden angeschwollen ist und schmerzte. Bildlich gesprochen nehmen die Bakterien den entgegengesetzten Weg wie Spermien, also von der Blase zum Hoden. Deshalb nennen Mediziner das auch einen absteigenden Infekt. Bei jüngeren Patienten, also sagen wir mal bis 40 Jahre, sind oft sexuell übertragbare Erreger wie die aus dem Penis-Kapitel Auslöser für Entzündungen des Nebenhodens. Das liegt daran, dass es bei jungen Männern, im Gegensatz zu Frauen oder älteren Männern, normalerweise nicht zu Blasenentzündungen kommt.

Der griechische Arzt und Anatom Galenus von Pergamon beschrieb schon um 150 n. Chr. die klassischen Zeichen einer Entzündung mit den fünf Merkmalen Rötung, Schwellung, Schmerz, Überwärmung und Funktionseinschränkung. Auf Latein ist das Ganze sogar ausnahmsweise einmal einprägsamer, denn da heißt es *rubor*, *tumor, dolor, calor* und *functio laesa*. Schaut man sich einen entzündeten Hoden an, kann man diese Merkmale auf eindrucksvolle Weise nachvollziehen. Das mit dem Funktionsverlust kann man ihm vielleicht nicht direkt ansehen, aber für zwei Wochen macht der Geschlechtsverkehr mit so einem Hoden keinen großen Spaß und ist auch der Heilung nicht zuträglich. Dazu gesellen sich oft noch Fieber und Abgeschlagenheit und im Blut kann man erhöhte Entzündungswerte feststellen. Die zwei zuletzt genannten Symptome sind nicht unwichtig, um eine Verdrehung des Hodens auszuschließen. Mittlerweile wissen wir ja, dass diese sofort operiert werden muss. Bei der Nebenhodenentzündung, deren lateinischer Name *Epididymitis* mich am Anfang meiner Karriere hat verzweifeln lassen, bleibt das Skalpell in der Schublade, die Behandlung erfolgt mit einem Antibiotikum, Kühlung und abschwellend wirkenden Medikamenten wie *Ibuprofen* und *Diclofenac*. Zur Genese darf es sich der Hoden zusätzlich auf einer sogenannten Hodenbank bequem machen. Dieses Polster dient der Hochlagerung des entzündeten Kameraden und lässt sich auch zu Hause mit zusammengefalteten Tennissocken herstellen, welche unter den Hodensack geschoben werden und diesen anheben. Kommt es häufiger zu Entzündungen der Nebenhoden, kann später die Spermienqualität eingeschränkt sein.

In besonders schweren Fällen einer Nebenhodenentzündung ist es möglich, dass sich diese auch auf den Hoden ausbreitet, dann ist natürlich doppelte Vorsicht geboten. Längere Behandlung und höhere Komplikationsraten sind die Folge. Zwar ist die bakterielle Epididymitis die weitaus häufigste Entzündungsform im Skrotum, interessant und gar nicht so selten ist aber auch eine Virus-Entzündung des Hodengewebes, deren Zusammenhang man nicht direkt erraten würde. Die Rede ist von einer *Orchitis*, also einer Entzündung des Hodens und nicht des Nebenhodens, die nach einer überstandenen Mumpserkrankung entsteht. Es kann gut sein, dass Sie schon einmal an dieser eigentlich die Speicheldrüse betreffenden und auch Ziegenpeter genannten Viruserkrankung gelitten haben. Befanden Sie sich zu diesem Zeitpunkt in oder nach der Pubertät, existierte eine circa dreißigprozentige Wahrscheinlichkeit, eine Mumps-Orchitis zu entwickeln. Diese Erkrankung tritt ungefähr zehn Tage nach der Entzündung der Speicheldrüse mit den charakteristischen dicken Backen auf und führt zu fast identischen Symptomen, allerdings zwei Etage tiefer im Körper. Im Gegensatz zur überwiegend bakteriellen Entzündung des Nebenhodens haben dann Viren den Hoden erobert, die über das Blut gekommen sind. Da ein Antibiotikum gegen Viren machtlos ist, hilft dann nur abwarten und kühlen. Eine Impfung gegen Mumps, welche häufig zusammen mit der gegen Masern, Röteln und teilweise Windpocken erfolgt, hätte das Problem höchstwahrscheinlich verhindert.

Kavaliersschmerz

Zum Schluss dieses Kapitels kommen wir noch zu einem in der urologischen Fachliteratur kaum behandelten, aber durchaus interessanten Symptombild, dem *Kavaliersschmerz*, im Englischen auch *Blue Balls* genannt. Dass diese Information »zum Schluss« kommt, spielt bei der Ursache dieses Befunds eine entscheidende Rolle, aber fangen wir mit dem englischen Begriff an. *Balls* steht, wie einige Leser vielleicht schon wissen, umgangssprachlich für die Hoden. Bei einer länger anhaltenden Erektion ohne Samenerguss kann es dazu kommen, dass die Hoden sich bläulich verfärben und wehtun. Dieser Schmerz kann bis in den Unterbauch ausstrahlen und die Hoden können, wie allgemein beim Geschlechtsverkehr, an Größe zunehmen. Kommt es zu einem Orgasmus und lässt die Erektion in dessen Folge nach, verschwinden die Symptome wieder und die Hoden schrumpfen zurück auf Normalgröße. Die Erklärung für die Blaufärbung der Hoden liegt in der gesteigerten Blutzufuhr während des Aktes. Die

Schmerzen werden durch die in den Samenkanälchen befindliche feine Muskulatur verursacht, die sich ständig auf die bevorstehende Ejakulation vorbereitet und auf Hochtouren arbeitet. Kommt es länger nicht zum ersehnten Orgasmus, verkrampft sich die Muskulatur wie bei einem Wadenkrampf.

Dieses Phänomen nennt sich *Kavaliersschmerz*, weil der Kavalier die Ejakulation so lange wie möglich herauszögert, um zuvor die Frau zu befriedigen. Ein weiterer Name dafür ist *Bräutigamschmerz*, wobei ich nicht hoffen will, dass sich der Bräutigam nur in der Hochzeitsnacht so viel Mühe gibt. Immerhin bringt so mancher Bräutigam etwas Blaues mit in die Ehe.

Gefährlich ist dieses *Blue Ball*-Phänomen nicht, jedoch kann es bei häufigerem Vorkommen zu psychischen Problemen wie von Angst vor dem Schmerz und einer daraus resultierenden Abneigung vor dem Sexualakt mit einer verminderten Erektionsfähigkeit kommen. Ein offenes Gespräch mit der Partnerin kann da Wunder bewirken, denn mit den genannten psychologischen Begleiterscheinungen wird sicher keiner von beiden Beteiligten glücklich.

Ich hoffe, dass Ihnen dieses kleine Hoden-Kapitel gefallen hat und dass Sie etwas dazulernen konnten. Kunden, denen dieses Kapitel gefallen hat, finden weitere wichtige und interessante Aspekte, an denen der Hoden maßgeblich beteiligt ist, im Kapitel über Sperma und Hormone. Dort geht es um Themen wie Spermienproduktion, Unfruchtbarkeit und die Aufgaben von Testosteron.

MERKZETTEL

- Der Hoden bildet Spermien und Testosteron.
- Die braune Naht am Hoden ist normal, die schrumpelige Haut auch.
- Auf einen Hoden kann man theoretisch verzichten.
- Ein Tumor im Hoden kann in über 90 Prozent der Fälle komplett geheilt werden.
- Beim Geschlechtsverkehr schwellen die Hoden an – Anabolika hingegen lassen sie schrumpfen.
- Berührt man die Innenseite des Oberschenkels, zieht sich der Hoden zurück. Dieser Schutzmechanismus heißt *Cremaster-Reflex*.

SPERMA UND HORMONE

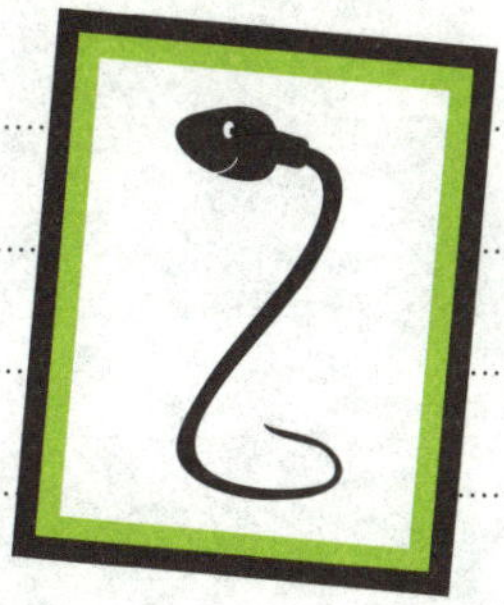

Name: Spermium

Maße: 60 µm

Farbe: so durchsichtig

Gewicht: kein unnötiger Ballast

Beruf: Fortpflanzung

Hobbys: Schwimmen

Lieblingsessen: Eiweiß

Familienstand: Ich hab da was in Aussicht

Beste Freunde: Michael Phelps

Mag ich nicht so: Hitze

Lieblingsfilm: Kuck mal, wer da spricht!

Lieblingslied: Out Of The Dark & Swim Until You Can('t) See Land

Lieblings-Emoji: 🚀

Motto: Harder, better, faster, stronger

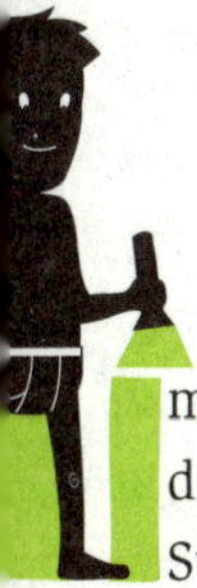

Im Kapitel über den Hoden haben wir schon gehört, dass dort Testosteron und Spermien produziert werden. Stimmt etwas mit den Spermien nicht, fällt das häufig gar nicht auf, bis Mann Kinder bekommen will. Rein optisch erkennt man am Samenerguss gar nicht, ob da überhaupt Spermien drin sind. Läuft hingegen etwas mit der Hormonproduktion falsch, fällt das meist schneller auf. Nehmen wir zum Beispiel die Pubertät. Hier ändert sich viel mehr als ein paar Haare am S…krotum oder die Ausbildung von Brüsten bei den Mädchen. Viele dieser Veränderungen haben mit Hormonen zu tun, den Botenstoffen unseres Körpers. Sie überbringen den Zellen und Organen Informationen, oder besser gesagt Befehle, was diese zu tun haben. Bei den Geschlechtshormonen Testosteron und Östrogen ist es dabei wichtig, wie viel wir davon in welchem Verhältnis in unserem Körper haben, denn beide Hormone kommen sowohl beim Mann als auch bei der Frau vor. So bildet der Mann kleine Mengen an Östrogen im Hoden, außerdem kann Testosteron im Fettgewebe zu Östrogen umgewandelt werden. Je mehr Fettgewebe also vorhanden ist, desto mehr Östrogen bildet ein Mann.

Aber nicht nur während der Pubertät findet eine Hormonumstellung im Körper statt. In den Wechseljahren kann es bei Frauen durch eine Einschränkung der Östrogenproduktion zu einer Vielzahl von Beschwerden kommen.

Auch alternde Männer können unter einer Abnahme der Testosteronproduktion leiden, und so nähern sich beide Geschlechter auf hormoneller Ebene im Alter an. Irgendwie süß!

Zwischen diesen zwei Extremen der Hormonumstellung liegt allerdings ein halbes Leben. Es werden erste Erfahrungen mit Lust und Sexualität gemacht, gute und schlechte. Erektionen tauchen auf, egal ob erwünscht oder ungewollt in den unmöglichsten Situationen. Und Erektionen verschwinden, auch oft ungewollt. Es stellt sich die Frage nach der richtigen Verhütungsmethode und danach, was der Mann dazu beisteuern kann. Manche Paare wollen das Gegenteil: unbedingt Kinder bekommen, aber irgendwie funktioniert es einfach nicht. Viele dieser Probleme werden stillgeschwiegen, was oft zu weiteren Belastungen und noch größeren Problemen führt. Zwar kann auch ein Urologe, Endokrinologe (der kennt sich am besten mit Hormonen aus) oder Gynäkologe nicht zaubern, aber manchmal geraten Abläufe im Körper durcheinander, die Probleme verursachen und erkannt und behoben werden können.

Es gibt übrigens nur einen seltenen Fall, in dem der Mann Hilfe in der Frauenheilkunde suchen muss – außer er kollabiert während der Geburt seines Kindes, was gar nicht so selten vorkommt. Immerhin ein Prozent der Brustkrebsfälle in Deutschland treten bei Männern auf, die folgende Behandlung wird beim Gynäkologen durchgeführt. Normalerweise machen sich ja Männer genügend Gedanken über Brüste, aber vielleicht sollten sie sich ab und an auch um ihre eigenen kümmern. Abtasten schadet da sicher nicht, ist bei der sehr geringen Zahl der Erkrankungen aber nicht unbedingt nötig. Zu einer gutartigen Vergrößerung der Brustdrüsen kann es bei Jungs auch in der Pubertät kommen, das gibt sich jedoch meistens mit der Geschlechtsreife wieder. Aber schauen wir uns die männliche Pubertät einmal etwas genauer an. Da dafür niemand aus meinem Freundeskreis herhalten wollte, betrachten wir nun also die fast normale Pubertät eines 1983 geborenen Typen.

Pubertät

Hundertprozentig erinnere ich mich nicht mehr an die genauen Phasen meiner Pubertät, ich war aber auf alle Fälle eher Spät- als Frühzünder. Eine genaue Abfolge, wo zuerst was sprießen und wachsen muss, gibt es auch nicht, das kann bei jedem anders sein. Nach dem Fußballtraining sah ich bei meinen Mannschaftskollegen immer die verschiedensten Stadien der Pubertät in ihrer vollen Pracht. Ein bisschen neidisch war ich da schon, auch wenn ich als Torwart eher einen Wachstumsschub in die Höhe herbeisehnte. Damals wusste ich nicht, dass meine Hoden anscheinend die allabendlich in der Bayern-Bettwäsche formulierten Gebete erhört hatten und bereits anfingen, Testosteron zu produzieren.

Die Hoden beginnen mit der Testosteronproduktion, weil ein anderes Hormon aus der Hirnanhangsdrüse es ihnen »befohlen« hat, diese wiederum erhält ihre Befehle aus dem Gehirn. Aus dieser Drüse, die sich anscheinend recht nah an meinem Gebetszentrum befand, wurde auch das für mich äußerst wichtige Wachstumshormon entsandt, dessen Wirkung allerdings noch etwas auf sich warten ließ. Immerhin wuchsen die Hoden an ihrer neuen Aufgabe, Testosteron zu produzieren und wurden größer, was allerdings schleichend passiert und mir nicht groß auffiel. Im Verborgenen taten es ihnen auch Samenblase und -leiter sowie Prostata und Cowperdrüse gleich – alles wichtige Organe für den Mann, die wir noch kennenlernen werden.

Damals hatte ich untenrum zwar noch keinen Haarwuchs, dafür aber immerhin schon einen etwas unerwartet daherkommenden feuchten Traum. Da die Samenproduktion im Gegensatz zur Hormonproduktion in diesem Stadium meist noch etwas hinterherhinkt, handelte es sich bei der austretenden Flüssigkeit vorwiegend um relativ »wertloses« Sekret von Prostata und Samenblase. Das kann ich aufgrund der Forschungslage zum Thema allerdings nur vermuten, denn – wer bringt schon gern sein Sperma zum Mikroskopieren mit in die Biologiestunde? Wenige Zeit später sprossen dann endlich die lang ersehnten Schamhaare, und ein Wachstumsschub setzte ein.

Dummerweise geriet durch das plötzliche Wachstum etwas mit meiner Sehkraft durcheinander. Nun war ich zwar groß genug für das Tor, in dem ich stand; bis ich aber den Grund für meine Fehlgriffe am Ball bemerkte, hatten sich bereits alle Talentscouts ein Bild von mir gemacht. Hätte es damals schon »Deutschland sucht den Superstar« gegeben, wäre eine Sänger-»Karriere« mit meinen stimmbruchgeschädigten Tönen auch keine Option gewesen. Also: keine Fußballkarriere und kein DSDS-Star. Immerhin die besten Voraussetzungen, um später nicht ins Dschungelcamp zu müssen. Ich machte es also wie jeder Jugendliche und konzentrierte mich mehr oder weniger stark auf die Schule. Da gab es immerhin Mädels, für die ich mich auf wundersame Weise immer mehr interessierte. Daran war wahrscheinlich auch dieses Testosteron schuld. Größer wurde nun langsam auch mein Penis und die Farbe von Hodensack und Penishaut verdunkelte sich etwas. Ebenfalls eine Ursache der Hormone und deren Einfluss auf die Pigmentzellen der Haut. Nach den Schamhaaren kamen langsam die Achselhaare und meine Statur wurde etwas muskulöser. Etwas.

Neben der Schule und den Mädels wurde natürlich eine gewisse Zeit mit Masturbation verbracht. Gesund? Das ist vielleicht ein bisschen wie mit dem Alkohol: Man sollte es nicht übertreiben und schon bis zum Mittag vier Flaschen intus haben, aber ab und an schadet so ein Glas Rotwein am Abend sicher nicht. Bei vielen meiner gleichaltrigen Freunde hatte sich in der Zwischenzeit beim Thema Körperbehaarung einiges getan und buschige Brust- und Gesichtsbehaarung wurden zur Schau gestellt oder akkurat getrimmt – je nachdem, was die Mode gerade vorgab. Noch heute warte ich, im Alter von 33 Jahren, auf volle Gesichtsbehaarung und mein zweites Brusthaar, was nicht weiter beunruhigend ist, wenn man sich einmal damit abgefunden hat. Und man spart außerdem die teuren Rasierklingen. Neulich hatte ich mich im Bad schon lautstark über ein neues Brusthaar gefreut, bis ich bemerkte, dass es sich um eine Wimper handelte, die sich dort niedergelassen hatte. Na ja, immerhin konnte ich mir etwas Schönes wünschen.

Die Pubertät kann also zeitlich und im Ergebnis sehr unterschiedlich ausfallen. Aus fachlicher Sicht hatte ich wohl eine verzögerte Pubertät (*Pubertas tarda*) aufgrund einer konstitutionellen Entwicklungsverzögerung. Hört sich dramatisch an, heißt aber nur, dass ich einfach etwas langsamer war. Da ich darunter nicht sehr gelitten habe und sich später alles funktionstüchtig an Ort und Stelle befand, war kein Eingreifen erforderlich. Wahrscheinlich aufgrund von ausgleichender Gerechtigkeit hatte ich immerhin keine Pickel und die Mädels fanden mich süß. Darauf ließ sich ja aufbauen.

Leidet ein Heranwachsender sehr unter so einer Verzögerung, gibt es die Möglichkeit, der Pubertät mit etwas Testosteron auf die Sprünge zu helfen. In manchen Fällen kann es allerdings aufgrund einer verminderten Testosteronbildung zu einer Störung der Pubertät oder zu anderen körperlichen Veränderungen kommen. Wir Urologen nennen das dann:

Hypogonadismus

Übersetzt heißt das so viel wie »wenig Keimdrüsentätigkeit«, wobei in diesem Fall die Hoden damit gemeint sind. So eine Störung kann verschiedene Ursachen haben. Zum einen ist es möglich, dass die Hirnanhangsdrüse nicht richtig funktioniert, die ja die Hormone entsendet, die den Hoden mit der Testosteronbildung beauftragen. Andererseits kann es vorkommen, dass der Hoden trotz Testosteronbildungsauftrag einfach keines produziert. Das ist wie bei einer Mutter (Hirnanhangsdrüse), die ihrem Sohn (Hoden) zurufen möchte, er solle sein Zimmer aufräumen (aufgeräumtes Zimmer = Testosteronproduktion). Ist die Mutter stumm, klappt das nicht, ebenso wenn der Junge taub ist. Funktioniert die Hirnanhangsdrüse nur eingeschränkt, reicht es in den meisten Fällen nicht aus, Testosteron zu verabreichen, da die Hormone, die dort produziert werden, weitere Funktionen im Körper beeinflussen.

Die Mutter möchte ja nicht nur mit dem Sohn kommunizieren, sondern mit der ganzen Familie. So sorgen die Hormone der Hirnanhangsdrüse neben der Stimulation der Testosteronproduktion auch für die Ankurbelung der Spermienherstellung. Behandelt man diese Fehlfunktion nicht, kann es durch die fehlende Pubertätsentwicklung zu ausgeprägten Störungen kommen. Neben fehlender Körperbehaarung, kleinen Hoden oder einem Männerbusen kann es paradoxerweise zu einem Hochwuchs mit langen Gliedmaßen kommen. Denn neben dem Aufbau von Körper und Muskeln sorgt das Testosteron in der Pubertät auch dafür, dass die Knochen irgendwann aufhören zu wachsen, damit sie nicht wie die Triebe eines Baumes ungehemmt in alle Richtungen schießen. Kommt es nach Ende der Pubertät zu einer verminderten Testosteronproduktion, kann sich dies anhand vieler Symptome zeigen. So kann die sexuelle Lust (*Libido*) abnehmen und es kann zu Erektionsproblemen oder der Ausbildung eines Männerbusens kommen, was als *Gynäkomastie* bezeichnet wird. Daneben äußert sich so ein Mangel in Form von Kraftverlust, Depressionen oder sogar einer Abnahme des Denkvermögens. Oft fällt die Erkrankung erst bei einem unerfüllten Kinderwunsch aufgrund reduzierter Spermienproduktion auf. Sollten Sie über längere Zeit unter solchen Beschwerden leiden, ist es sicher nicht verkehrt, den Hormonstatus überprüfen zu lassen.

Der umgekehrte Fall, eine Testosteron-Überproduktion, ist sehr selten, da der Körper eine clevere Strategie entwickelt hat, um dies zu vermeiden. Vergleichen kann man die mit dem Mechanismus einer Toilettenspülung. In den meisten Spülkästen ist eine Art Schwimmer angebracht, der dafür sorgt, dass der Zufluss ab einem gewissen Wasserstand abgedreht wird. Ist der Kasten nach einer Spülung leer, läuft das Wasser also nur bis zu einem gewissen Niveau nach und so nicht über. Das Wasser steht in diesem Beispiel für den Testosteronspiegel, der Wasserhahn für den Hoden und die Vorrichtung zum Aufdrehen des Wassers für die Hirnanhangsdrüse. Steigt der Testosteronspiegel, drosselt er sich irgendwann selbst. Ist der Wasser- oder Testosteronspiegel zu niedrig, weil zu wenig aus dem Hahn kommt, könnte man von außen nachfüllen, um den gewünschten Stand zu erreichen – so geht man üblicherweise bei einem Testosteronmangel vor.

Was passiert aber, wenn dem Körper Testosteron verabreicht wird, ohne dass es erforderlich wäre, wie es teilweise im Bodybuilding mit künstlich hergestellten anabolen Steroiden (*Anabolika*) passiert? Ziel der Einnahme solcher testosteronähnlichen Stoffe ist ihre muskelaufbauende Wirkung für Bauch, Beine, Bizeps und Co. Wenn nun aber ständig munter in die Toilettenspülung hineingekippt wird, geht der Wasserhahn irgendwann aus, aber der Testosteronspiegel steigt trotzdem weiter an. Durch diese extrem hohen Testosteronwerte kann es zu schweren Nebenwirkungen kommen, wie Schädigung von Leber und Nieren oder Verhaltensstörungen wie Aggressivität und Depressionen. Der Körper läuft dann quasi vor Testosteron über. Da der Wasserhahn (bzw. Hoden) nichts mehr zu tun hat, rostet er ein. Die Muskeln werden also größer, während die Hoden schrumpfen. Ob man das und die anderen Nebenwirkungen dafür in Kauf nehmen möchte, muss jeder für sich entscheiden, abgesehen davon, dass Verkauf, Besitz und Erwerb von Anabolika laut Arzneimittelgesetz strafbar sind.

Apropos Bodybuilder, da hatte ich kürzlich einen interessanten Fall. Ob es sich bei dem jungen Mann wirklich um einen Anabolika schluckendes Exemplar handelte, kann ich nicht genau sagen. Seine Statur ließ es zwar vermuten, allerdings war mit seinen Hoden alles in Ordnung, eine andere Verletzung führte ihn in die Notfallambulanz. Wenn man überlegt, was man nach dem Krafttraining machen kann, um sich zu entspannen, liegt es natürlich sehr nahe, mit dem Chihuahua zusammen auf der Couch zu sitzen und vielleicht einen Kraftriegel zu futtern. Der Hund war wohl ebenfalls hungrig und biss drum in das Würstchen seines Herrchens. Oh, hatte ich vergessen zu erwähnen, dass der junge Mann »unten ohne« auf dem Sofa saß? Froh darüber, dass sich seine Frau durchgesetzt hatte – er hatte sich eigentlich eine Deutsche Dogge zulegen wollen –, zeigte er mir eine kleine Wunde am Penis. Diese war schnell mit zwei Stichen verschlossen und nach Auffrischung des Tetanusschutzes konnte der Herr das Krankenhaus wieder verlassen.

Gehen wir davon aus, dass Sie einigermaßen glimpflich durch die Pubertät gekommen sind und sich nun mit voll funktionstüchtiger Waffe ins Gefecht stürzen können. Dabei ist eine vorübergehende Ladehemmung nicht dramatisch, genau wie eine versehentlich zu früh abgefeuerte Waffe. Mit einer echten Waffe wäre das weitaus dramatischer. Trotzdem beschäftigt dieses Thema viele Männer.

Frühzeitiger Samenerguss

Was denken Sie, nachdem Sie den neuen James Bond im Kino gesehen haben? Vielleicht, dass in Ihrem Leben etwas gehörig falsch läuft? Wer hätte nicht gerne eine sportwagenteure Armbanduhr samt integriertem Bungeeseil, mit dem man direkt aus dem Hubschrauber auf ein großes Himmelbett neben das bildhübsche, lasziv wartende Bond-Girl springen kann? Das alles natürlich im maßgeschneiderten Smoking und mit einem Martini in der Hand, der sich schon während des Sprungs von selbst rührt.

Ich glaube nicht, dass der Großteil der Männer das Kino mit diesen Wünschen verlässt, denn sie wissen ja, dass sie eigentlich ein sehr tolles, normales Leben haben und es sich beim Gesehenen um Fiktion handelt. Jogginghose statt Smoking, kaltes Bier statt Martini. Klingt doch eh viel besser. Sehen sie jedoch einen Porno, zweifeln viele Männer zu wenig an der Plausibilität des Filmmaterials, gerade in jungen Jahren und mit weniger sexueller Erfahrung. Penisse so groß wie Unterarme und Geschlechtsverkehr von der Dauer eines Fußballspiels sind dort die Regel. Regel, aber eben nicht Realität. Auf die durchschnittliche Penisgröße kamen wir ja bereits im Penis-Kapitel zu sprechen. Und die durchschnittliche Zeit vom Eindringen des Penis in die Vagina bis zum Samenerguss? Auch hier kommt es selten zur Dauer eines Fußballspiels, nicht einmal bis zur Halbzeit oder eine Werbepause hält der durchschnittsdeutsche Mann durch. Im Schnitt sind es gerade einmal fünf Minuten. Nicht jeder Mann, der diese fünf Minuten nicht schafft, hat allerdings ein Problem damit. Vielleicht sind viele mit zwei oder drei Minuten ja völlig zufrieden. Die Problematik ist also wieder einmal sehr subjektiv. Abgesehen natürlich von der weiblichen Zufriedenheit.

Bei regelmäßigem Samenerguss nach unter einer Minute Geschlechtsverkehr kann man allerdings schon von einem

Problem sprechen. Manchmal passiert es sogar, dass es noch vor dem Eindringen in die Scheide zum Erguss kommt. Passiert das ab und an, ist es völlig undramatisch und die Frau kann stolz darauf sein, solch eine erregende Wirkung auf den mann auszuüben. Und der, das ist auch wichtig, sollte sich nicht zu viele Gedanken machen und erst recht nicht denken, er hätte versagt. Manchmal kann ein Wechsel des Geschlechtspartners, eine längere sexuelle Pause oder eine neue Stellung der Grund für einen verfrühten Samenerguss sein. Das klingt vielleicht etwas unromantisch, aber an manche Dinge, wie die neue Partnerin, gewöhnt man sich eben und der sexuelle Reiz lässt nach. Auch Medikamente oder Alkohol können einen vorzeitigen Erguss auslösen – oder das Gegenteil bewirken. Wichtig ist, dass man mit dem Partner über das Thema spricht, bevor sich psychischer Druck aufbaut, denn der ist in solchen Fällen oft das Hauptproblem. Spätestens, wenn es an die Bekämpfung des vorzeitigen Samenergusses geht, muss der Partner ohnehin mit eingebunden werden. So gibt es Techniken der Selbsttherapie, die ganz einfach zu Hause angewandt werden können. Die erste geht auf die Sexualforscher William Masters und Virginia Johnson zurück, über deren Arbeit und Leben es sogar eine sehr sehenswerte US-Fernsehserie gibt. Die beiden haben die *Stop-Squeeze-Methode* erfunden, bei welcher der Ejakulationsdrang durch ein leichtes Zusammendrücken der Eichel mit den Fingern unterbunden wird, danach wird der Geschlechtsverkehr fortgesetzt. Alternativ kann man so lange mit dem Geschlechtsverkehr pausieren, bis der Ejakulationsdrang nachlässt, dann kann weitergemacht werden. Trockenübungen mit Masturbation sind ebenfalls möglich. In manchen Fällen kann auch eine begleitende Verhaltenstherapie sinnvoll sein.

Das ganze Dilemma entsteht überhaupt erst, weil beim Mann nach Orgasmus und Samenerguss eine sogenannte *Refraktärphase* einsetzt, in der er für eine bestimmte Zeit zu keinem Orgasmus fähig ist. Manche Männer empfinden eine sexuelle Stimulation, zum Beispiel durch Berühren des Gliedes, in dieser Phase sogar als unangenehm. Im Gegensatz dazu setzt diese Erholungsphase bei der Frau zumeist viel später ein, bis dahin sind sogar mehrere Orgasmen möglich. Manche Sachen sind von der Natur einfach nicht gut durchdacht, oder haben sich evolutionsmäßig nicht angepasst. Dann müssen halt wieder die Mediziner ran.

So existieren neben den eben erläuterten Verhaltensmethoden auch Therapien mit einem Lokalanästhetikum in Salben- oder Gelform gegen einen vorzeitigen Samenerguss. Diese Präparate betäuben die Eichel leicht und verzögern so den Orgasmus und die Ejakulation. Im Drogeriemarkt gibt es Kondome, die bereits mit solch einem Gel versehen sind. Wird das Gel ohne Kondom benutzt, ist es wichtig, dieses vor dem Verkehr wieder abzuwaschen, da sonst auch Klitoris und Vagina der Frau betäubt werden können, was ja in den meisten Fällen nicht erwünscht ist. Helfen weder Verhaltenstherapie noch Salbe, den vorzeitigen Samenerguss zu beheben, gibt es noch die Möglichkeit einer medikamentösen Therapie mit Tabletten, die eigentlich als Antidepressiva entwickelt wurden. Nehmen wir wieder das Beispiel von weiter vorn mit der Mutter und dem Sohn. Nun entspricht die Ejakulation dem Akt des Aufräumens. Der verabreichte Wirkstoff macht einfach die Zimmertür zu, sodass der Sohn nichts hört.

Egal wie lange es nun dauert, am Ende ist ja entscheidend, dass ein erstklassiges Produkt herauskommt: Die

Spermien. Wie hochklassig diese sind, können wir genauer unter dem Mikroskop prüfen.

Sperma unter der Lupe

Wann ist es überhaupt erforderlich, in einer Kabine zu sitzen und ein Becherchen mit Ejakulat zu füllen, damit sich das dann jemand unter einem Mikroskop ansieht? Nur wenige Männer kommen in eine urologische Praxis und sagen, mit ihrem Sperma sei etwas nicht in Ordnung. In den meisten Fällen sind das beunruhigte Patienten, die Blut im Sperma entdeckt haben. In fast 50 Prozent der Fälle findet man keine Ursache und das Blut verschwindet wieder, ein bisschen wie beim Nasenbluten. Ist das Sperma allerdings über längere Zeit blutig, sollten Hoden und Prostata genauer untersucht werden.

Blut im Sperma sagt dabei allerdings nichts über die Qualität des eigentlichen Produktes aus. In den meisten Fällen ist ein Spermiogramm, also das Untersuchen des Spermas unter dem Mikroskop, bei einem unerfüllten Kinderwunsch vonnöten. Oder beim Gegenteil, als Kontrolle nach einer Sterilisation beim Mann – denn sind die Samenleiter gekappt, sollten sich keine Spermien mehr im Ejakulat befinden. Dazu gleich mehr.

Sehen wir uns zunächst das normale Sperma etwas genauer an. Im Schnitt bringt es der Mann auf eine Menge von zwei bis sechs Millilitern pro Portion. Dabei spielt es verständlicherweise eine Rolle, wie lange der letzte Erguss her ist, denn es braucht etwas Zeit, bis die Speicher wieder gefüllt sind. Äußerlich betrachtet, ist das Sperma gräulich-weiß und leicht trüb, wobei eine gelegentliche Tendenz zu Gelb nicht unnormal ist. Nach einer gewissen Zeit an der frischen Luft verändert das Sperma seine gallertartige Konsistenz und verflüssigt sich.

An dieser Stelle ein kleiner Praxis-Tipp: Falls bei Ihnen einmal Sperma in der Schambehaarung landet, empfiehlt es sich, dieses nicht mit warmem Wasser zu entfernen, da so das Eiweiß im Sperma gerinnt wie das Weiße vom Ei in der Pfanne und sich fiese, hartnäckige weiße Klümpchen bilden. Kaltes Wasser ist da die bessere Lösung. Viel lästiger als solche Klümpchen ist allerdings eine Sperma-Allergie, die in seltenen Fällen vorkommen kann, vor allem bei Frauen. Nach dem Kontakt mit dem Ejakulat werden von Betroffenen heuschnupfenähnliche Symptome beschrieben. Einfachstes Mittel dagegen ist die Benutzung eines Kondoms. Sollte eine Schwangerschaft erwünscht sein, ist das natürlich nicht sehr sinnvoll und Antihistaminika aus der Apotheke sind angebracht. Das sind dieselben Medikamente, die auch beim Heuschnupfen verwendet werden. Ursache für diese Form der Allergie sind dabei nicht die Spermien, sondern ein Protein, das sich im Ejakulat jedes Mannes wiederfindet – ein Partnerwechsel ist somit weder notwendig noch hilfreich.

Kommen wir zum olfaktorischen Aspekt des Spermas, der ebenfalls etwas mit Pollen zu tun hat. Liest man, egal ob in der Fachliteratur oder der *Bravo*, über den Geruch von Sperma, taucht immer wieder der Vergleich mit der Kastanie auf, deren Blüten ähnlich duften wie Sperma. Eine noch stärkere Sperma-Assoziation habe ich allerdings, wenn ich im Frühsommer an der blühenden Eberesche (Vogelbeere) vorbeispaziere. Die im Internet kursierenden Namen *Wichsbaum* oder *Spermabaum* geben mir dabei recht und auch in meinem Bekanntenkreis wird diese Erfahrung geteilt. Ob man den Geruch als störend oder stimulierend empfindet, ist von Person zu Person verschieden, allerdings mit allgemeiner Tendenz in Richtung Abneigung.

Ähnliches gilt für den Geschmack von Sperma. Zunächst einmal sei gesagt, dass es jeder/jedem selbst überlassen sein sollte, ob er oder sie es probieren möchte. Männer, die von ihrer Partnerin bzw. ihrem Partner verlangen, es zu schlucken, können ja selbst einmal einen Teelöffel kosten. Oft liest man von Ananas, deren Genuss das Sperma in eine wahre Delikatesse verwandeln soll. Die Studienlage zu diesem Thema ist allerdings eher mau. Allgemein klingt es plausibel, dass Mann auf Kaffee, Nikotin, Alkohol, Knoblauch, Spargel und Blumenkohl verzichten sollte, da diese Nahrungsmittel dem Sperma einen eher bitteren Geschmack verleihen. Um den Geschmack des Ejakulates zu verbessern, sollte man sich eher an Produkte wie Pfefferminze, Obst, Zimt, Kardamom und Petersilie orientieren. Pülverchen und Tabletten auf dem überwiegend amerikanischen Markt versprechen sogar eine Geschmacksverfeinerung samt Volumensteigerung des Ejakulats, die Bewertungen der Präparate auf Shoppingportalen lassen jedoch an dieser Wirkung zweifeln.

Egal ob das Sperma nun nach Aschenbecher oder Parfüm duftet, es sollte nicht vergessen werden, dass es sich um einen potentiellen Überträger verschiedenster Geschlechtskrankheiten handelt, denen wir ja schon begegnet sind. Um eine Aussage über das männliche Ejakulat aus wissenschaftlicher Sicht machen zu können, reicht es nicht, an diesem zu riechen, und probiert werden muss es zum Glück auch nicht. Ein Mikroskop muss her – wie ich es mir schon damals im Biologieunterricht gewünscht hatte! Bevor der Mann eine Spermaprobe abgibt, sollte er drei bis fünf Tage enthaltsam gewesen sein. In der Regel sind dann zwei Proben zu unterschiedlichen Zeiten notwendig, da die Beschaffenheit stark schwanken kann. Bevor das Sperma vergrößert betrachtet wird, wird noch der pH-Wert gemessen, der zwischen 7,2 und 8,0 liegen sollte, damit die Spermien vor dem säuerlichen Scheidenmilieu geschützt sind. Sieht man Sperma zum ersten Mal unter dem Mikroskop, erkennt man schnell, dass die einzelnen Spermien wirklich so aussehen, wie man sie aus comicartigen Darstellungen kennt:

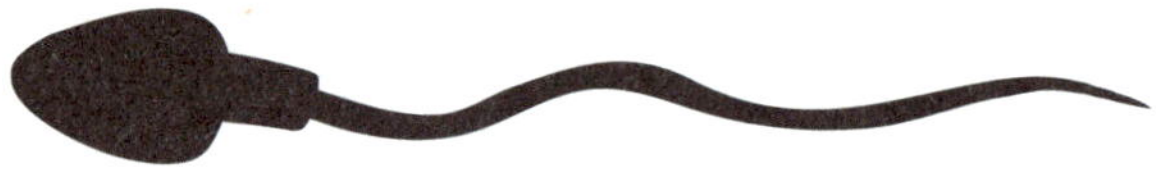

Das Wichtigste am Spermium ist sein Kopf mit dem darin enthaltenen Zellkern, der unser Erbgut weitergibt, welches auf den Chromosomen gespeichert ist. Neben 44 »normalen« Chromosomen, die in all unseren Zellen vorkommen, gibt es zwei Geschlechtschromosomen. Frauen besitzen zwei X-, Männer hingegen ein X- und ein Y-Chromosom. Zur Sicherheit sind die Chromosomen in unseren Zellen in doppelter Ausführung vorhanden. In Spermium und Eizelle sind sie jedoch lediglich einfach vertreten, also 22 plus ein X bei weiblichen Eizellen und ein X oder ein Y beim Spermium, damit sich die beiden besser zusammentun können. Somit entscheidet das Spermium darüber, welches Geschlecht ein Kind haben wird.

Nach dem Kopf folgt ein etwas kleineres Mittelstück, das eine Art Motor beinhaltet, der den langen dünnen Schwanz antreibt. Die Proportionen sollten hierbei einigermaßen stimmen und keines der Körperteile sollte fehlen. Erstaunlich ist auch die Schnelligkeit, mit der die kleinen Kameraden unterwegs sind, wobei die Schwimmtechnik ebenso wichtig ist fürs Ankommen. Es gibt Spermien, die zwar schnell sind, aber nur im Kreis schwimmen, und solche, die sich zu langsam geradeaus bewegen. Am besten sind natürlich die schnellen mit Drang nach vorne. Manche Spermien können auch mit anderen verklebt sein, was ebenfalls nicht gut für die Qualität ist. In Extremfällen bildet sich ein riesiges Spermienknäuel und nur wenige Exemplare schwimmen frei herum. Das kann zu chaotischen Verhältnissen führen – stellen Sie sich mal eine Grundschulklasse vor, in der alle Kinder wild miteinander verknotet sind. So schaffen sie es keinesfalls zu einer Eisdiele oder in den Freizeitpark.

Insgesamt sollten mindestens 39 Millionen Spermien in einer Portion Ejakulat enthalten sein. Diese zu zählen, ist keine Strafarbeit für schlechte Medizinstudenten, sondern erfolgt, indem ein kleiner Anteil ausgezählt und auf das komplette Volumen des Ejakulats hochgerechnet wird. Insgesamt sollten mindestens 32 Prozent gut beweglich und vier Prozent normal geformt sein, um von einem normalen Spermiogramm zu sprechen. Wenn also 96 Prozent Ihrer Spermien deformiert sind, besitzen Sie immer noch ein normales Sperma, sofern alles andere reibungslos funktioniert. Wenn nicht, kann das mit dem Kinderbekommen unter Umständen schwierig werden.

Bevor wir uns allerdings diesem Thema widmen, wollen wir uns mit Verhütung beschäftigen und dort speziell den Mann ins Visier nehmen.

Auch wenn in diesem Abschnitt vorwiegend darauf eingegangen wird, wie Männer verhüten können, sollte das Thema, egal ob in einer Beziehung, einer Affäre oder bei einem One-Night-Stand, immer beide Beteiligte beschäftigen. In einer längeren Partnerschaft spielt das Thema Geschlechtskrankheiten, sofern es sich nicht um eine offene Beziehung handelt, meist eine weniger große Rolle als der Schutz vor einer Schwangerschaft. Entscheidet man sich in einer Beziehung für den Verzicht auf Kondome, kann es ratsam sein, einen kostenlosen und anonymen AIDS-Test beim Gesundheitsamt zu machen. Dabei können letzte geringe Zweifel ausgeräumt werden. Selbst wenn man keine Angst vor dem Ergebnis des Test hat, verhält sich das Gefühl in der Wartezeit negativ proportional zu dem Gefühl, das sich einstellt, wenn man bei einem 30-Millionen-Jackpot auf die Lottozahlen wartet. Sinnvoll ist so ein Test natürlich nicht nur zu Beginn einer festen Partnerschaft, sondern auch wenn bei einem One-Night-Stand ein Malheur passiert ist.

Apropos Malheur, als Inhaber eines Ärzteausweises bekam ich nachts schon häufig Anrufe von besorgten Bekannten, die meinen Rat suchten, wenn das Kondom geplatzt war oder vergessen wurde. Dabei ging es dann allerdings nicht um einen spontanen AIDS-Test, sondern um die Beschaffung der *Pille danach*. Seit März 2015 ist dieses Hormonpräparat, das einen Eisprung und somit eine mögliche Schwangerschaft verhindert, rezeptfrei in der Apotheke erhältlich – und ich kann am Wochenende viel entspannter schlafen. Wichtig ist, die Pille danach nicht zu spät einzunehmen, da die Wirkung sich verringert, je länger der ungeschützte Verkehr her ist. Denn kommt es zwischen ungeschütztem Geschlechtsverkehr und Einnahme der Pille zu einem Eisprung, kann dieser nicht mehr beeinflusst werden. Also besser gleich ordentlich verhüten!

Es gibt einen Wert zur besseren Vergleichbarkeit der Sicherheit verschiedener Verhütungsmethoden, der sogenannte *Pearl-Index*, benannt nach einem amerikanischen Biologen. Er sagt aus, wie viele von hundert Frauen schwanger werden, obwohl sie mit einem bestimmten Verfahren verhüten, während sie ein Jahr lang regelmäßig Sex haben. Nehmen wir zum Beispiel die Antibabypille. Von hundert Frauen, die ein Jahr lang auf diese Art verhüten und regelmäßig Sex haben, wird bei idealer Anwendung nur eine Frau schwanger. Kondome bringen es auf einen Pearl-Index von zwei bis zwölf, wobei die starke Schwankung an der Art der Anwendung liegt. Beim *Coitus interruptus*, also dem Herausziehen des männlichen Glieds aus der Vagina, bevor es zum Samenerguss kommt, werden bis zu 30 Frauen schwanger. Übrigens beträgt der Pearl-Index bei 20-jährigen Frauen, die nicht verhüten, 85, bei 35-Jährigen liegt er nur noch bei 50 – ohne Verhütung wohlgemerkt. Diese Tatsache ist nicht unwichtig für einen eventuellen Kinderwunsch.

Vielleicht mussten Sie etwas schmunzeln bei der »Art der Anwendung« eines Kondoms, aber so leicht ist das gar nicht. Zunächst gilt es, die richtige Größe zu finden. Wichtiger als die Länge ist dabei der Umfang des Penis. Wird dieser unterschätzt (der weniger häufige Fall), besteht eine erhöhte Gefahr, dass das Kondom reißt. Überschätzt man allerdings den Umfang, schlabbert es und dern Penis kann herausrutschen. Angeboten werden handelsübliche Kondome mit einer Breite von 47 bis 69 Millimetern – alles natürlich DIN-genormt.

Welches Kondom für Sie das richtige ist, bekommen Sie heraus, indem Sie den Umfang Ihres Glieds im steifen Zustand messen. Das klappt hervorragend mit einem einfachen Maßband oder einer Schnur, deren Länge man später am Lineal ausmisst. Haben Sie einen Umfang von 100 Millimetern, was dem deutschen Durchschnittswert entspricht, teilen Sie diesen Wert durch zwei und Sie haben Ihre Kondomgröße: 50 Millimeter. Bei zwölf Zentimetern Umfang kommen Sie entsprechend auf 60 Millimeter. Als ich einmal in der Drogerie Kondome kaufte, machte mich die Kassiererin darauf aufmerksam, dass der Hersteller derselbe sei wie der der Babynahrung. Sollte da im Eigeninteresse geschummelt werden, helfen wahrscheinlich auch die speziellen Kondome mit festem Sitz nicht. Ist das perfekte Kondom gekauft, geht es weiter mit der Anwendung. Beim Aufsetzen gilt es, sauber zu arbeiten und das Kondom ordentlich abzurollen. Während der Benutzung sollte man gerade bei einem Stellungswechsel vorsichtig sein und das Präservativ lieber etwas festhalten, was auch beim Herausziehen des Penis aus der Scheide keine schlechte Idee ist.

Hat man auf den ganzen Aufwand keine Lust mehr, stellt sich die Frage, ob man die lästige Pille und das blöde Aufpassen mit dem Kondom nicht vielleicht dauerhaft vermeiden kann. Achtung, Spoiler: Mit dem im Prostata-Kapitel beschriebenen Sächsischen Griff würde ich es nicht probieren. Da sich der Mann ja bis jetzt, wenn auch aus Mangel an Alternativen, abgesehen vom Kondomkauf oft aus der Verhütungssache rausgehalten hat, kann er nun alles wiedergutmachen, indem er sich unters Messer legt. Die Rede ist von einer Sterilisation oder *Vasektomie*, wie wir Urologen sagen. Dabei werden die Samenleiter in einem kleinen ambulanten Eingriff etwas oberhalb des Hodens freigelegt und dann durchtrennt und zugenäht. Zur Sicherheit werden die beiden Enden noch in unterschiedliche Gewebsschichten verlegt, damit sie nicht wieder zueinanderfinden können. Vor so einer Vasektomie sollte auf jeden Fall eine ausgiebige Beratung stattfinden, da die Sterilisation ja für immer unfruchtbar machen soll. Gerade jungen Männern sei geraten, sich diesen Schritt genaustens zu überlegen, wobei die circa 500 Euro für den Eingriff unerheblich sein sollten. Ungefähr fünf Prozent der Männer, die diesen Eingriff durchführen lassen, ändern ihre Meinung und bereuen ihre Entscheidung später, weil sie doch noch ein Kind zeugen möchten. Amüsant war der Wunsch eines Patienten, die Sterilisation wieder rückgängig zu machen, weil er das Gefühl hatte, sein Sperma würde sich im ganzen Körper ansammeln und ihm bis in den Hals hochsteigen. Damit wir uns nicht falsch verstehen: Der Samenleiter wird bei einer Vasektomie zwar durchtrennt, aber es kommt weiterhin zu einer Ejakulation, nur eben ohne Spermien. Auch der Hoden füllt sich nicht prall wie ein Luftballon mit Spermien an. Der Körper produziert sie zwar weiterhin, allerdings in geringerer Menge und nach einer gewissen Zeit werden sie einfach abgebaut. Aus diesem Grund lassen sich einmal gekappte Samenleiter in einer Operation wieder verbinden und trotz vorheriger Sterilisation kann so eine Vaterschaft möglich sein. Allerdings ist das Verfahren nicht immer erfolgreich, und je länger die Sterilisation her ist, desto geringer sind die Erfolgschancen. Und kostenlos ist so eine Operation auch nicht, sondern wesentlich teurer als das Durchtrennen des Samenleiters. Einen Gartenschlauch durchzuschneiden, ist ja auch relativ einfach, ihn funktionsfähig zu flicken nicht unbedingt.

Samenleiter on/off

Das hat sich auch ein Tischler aus Berlin gedacht und einen Schalter für den Samenleiter erfunden und patentieren lassen. In einem ambulanten Verfahren, ähnlich dem bei der Sterilisation, wird der Samenleiter zunächst durchtrennt und dann ein kleiner Schalter zwischen die Enden gesetzt, wie der Kippschalter am Kabel einer Nachttischlampe. Existiert gerade kein Kinderwunsch, werden die zwei kleinen Schalter im Hodensack eingedrückt und der Samenleiter soll dicht sein. Es fließt kein Strom mehr und das Lämpchen ist aus. Zu gewünschter Zeit kann der Schalter wieder umgelegt werden und die Spermien fließen, es brennt Licht. Bislang ist der Erfinder einziger Träger dieses Samenleiterventils, er berichtet aber über gute Ergebnisse, samt (gewünscht) schlechtem Spermiogramm, wenn der Schalter auf »off« steht. Trotz des raffinierten Systems besteht die Gefahr, dass die Samenleiter an der Anschlussstelle vernarben und sich dadurch verschließen. Weiterhin kann der Fremdkörper, obwohl er aus unbedenklichem Material gefertigt ist, Entzündungen hervorrufen oder abgestoßen werden.

Eleganter als eine Operation wäre es natürlich, wenn auch der Mann einfach eine Pille schlucken und seine Fruchtbarkeit so für eine gewisse Zeit einschränken könnte. Eine Erfolg versprechende Methode bietet ein

Medikament, das die Beweglichkeit der Spermien hemmt und somit ein Eindringen in die Eizelle verhindern soll. Wie so oft in der Medizin wurde diese Wirkung des eigentlich für einen anderen Zweck entwickelten Medikaments zufällig entdeckt. Bei Tierversuchen zu einem das Immunsystem hemmenden Mittel blieb bei den damit behandelten Mäusen der Nachwuchs aus, also machten die Forscher das, was sie besonders gut können: nachforschen. Zunächst fanden sie unter dem Mikroskop heraus, dass der Schwanz der Spermien kaum beweglich war. Zwar konnten sie noch schwimmen, aber um in die Eizelle der Frau eindringen zu können, ist ein kräftiger Schlag mit dem Schwanz nötig, den diese Spermien nicht ausführen konnten (entschuldigen Sie diese Formulierung, aber das ließ sich wirklich nicht anders ausdrücken). Die Erklärung dafür liegt bei einem bestimmten Baustein im Spermium, der durch das Medikament beeinträchtigt wird. Dieser Baustein wird allerdings auch in anderen Zellen fehlerhaft produziert, die für das Immunsystem wichtig sind, worin ja die eigentliche Aufgabe des Medikaments besteht. Diese sogenannten *Immunsuppressiva* werden zum Beispiel eingesetzt, um das Abstoßen einer Spenderniere zu verhindern – die dazugehörige Operation führt übrigens auch der Urologe durch. Gelingt es nun gezielt, den betreffenden Baustein in den Spermien zu beeinflussen, ist dies sicher ein sehr interessanter Ansatz für die Pille für den Mann und könnte uns bald stärker in die Verhütungsverantwortung nehmen. Egal ob männliche oder weibliche Pille, Vertrauen in den Partner und ein gegebenenfalls zusätzlicher Schutz mit Kondom werden sicherlich auch weiter eine Rolle spielen.

Der Urologe als Storch

Kommen wir zum gegenteiligen Problem, bei dem unbewegliche Spermien so gar nicht erwünscht sind: Bleibt eine Schwangerschaft bei einem Paar mit Kinderwunsch nach einem Jahr mit regelmäßigem ungeschützten Geschlechtsverkehr aus, spricht man in der Medizin von *Unfruchtbarkeit*. Entgegen früher vertretenen Meinungen spielt der Mann dabei häufig keine geringe Rolle. So ist die Ursache für Unfruchtbarkeit relativ gerecht unter den Geschlechtern aufgeteilt. In einem Drittel der Fälle liegt das Problem beim Mann, zu gleichen Teilen auf weiblicher Seite. In den verbleibenden Fällen liegt die ausbleibende Schwangerschaft an einer ungünstigen Kombination beider Beteiligten.

Um der Ursache auf den Grund zu gehen, ist zunächst die einfachste, aber oft vernachlässigte medizinische Untersuchung erforderlich: das Patientengespräch. Dieses kann sehr intime Fragen beinhalten, unter anderem zu Frequenz, Zeitpunkt oder Stellungen beim Geschlechtsverkehr. Weitere wichtige Themen sind die Existenz von Kindern aus früheren Beziehungen und allgemeine Aspekte wie Vorerkrankungen, Konsum von Alkohol und Nikotin und regelmäßige Einnahme von Medikamenten. Hat ein Partner bereits ein Kind aus einer früheren Beziehung, heißt das nicht unbedingt, dass es nicht an ihr/ihm liegen kann. Eine Zeugungsunfähigkeit muss nicht von Geburt an bestehen, sondern kann sich auch entwickeln.

Eine große Rolle spielt außerdem das Alter der Frau, da sie in jungen Jahren viel empfänglicher ist und die Wahrscheinlichkeit für Fehlbildungen beim Kind mit dem Alter der Frau steigt. Das ist auch bei der Spermienqualität des Mannes der Fall, wenn auch in viel geringerem Ausmaß. Das oben erwähnte Jahr muss auch nicht auf den Tag genau genommen werden, bei manchen Paaren dauert es einfach ein bisschen länger, bis es klappt. Allerdings sollte mit zunehmendem Alter nicht der Zeitpunkt verpasst werden, an dem man der Sache einmal auf den Grund geht. Denn probiert man es immer weiter ohne Erfolg, steigen die Chancen nicht unbedingt.

Gehen wir der Sache also auf den Grund. Zunächst gilt es, in einem Paargespräch zu klären, ob das mit dem Sex auch richtig läuft. Neben der schon angesprochenen Frequenz spielt dabei der Zeitpunkt des Geschlechtsverkehrs in Bezug auf den weiblichen Zyklus eine entscheidende Rolle. Die fruchtbarsten Tage liegen um den Eisprung der Frau, zu welchem es ungefähr in der Mitte des Zyklus kommt. Wichtig ist, dass die Eizelle allerhöchstens 24 Stunden befruchtungsfähig ist, Spermien aber in Extremfällen bis zu sechs Tage im weiblichen Körper überleben können. Gut zu wissen, wenn Sie in einer Partnerschaft auf gut Glück verhüten und sich denken, bis zur fruchtbaren Phase der Frau sei es noch ein paar Tage hin. Wichtig ist natürlich auch, dass der Zyklus bei jeder Frau unterschiedlich ist und von Monat zu Monat variieren kann. So unromantisch das also klingt: Möchten Sie Kinder, ist Sex nach Kalender oder App keine verkehrte Sache und erhöht die Chance auf eine Schwangerschaft deutlich. Allerdings sollten Mann und Frau dabei nicht zu sehr unter Druck geraten, denn das kann wiederum zu psychischen und funktionellen Störungen führen, die eine Schwangerschaft verhindern können. Stress ist zum Beispiel ein Faktor, der – egal ob er beruflich oder privat entsteht – die Fruchtbarkeit beider Geschlechter beeinträchtigt.

Gehen wir davon aus, dass bei der Frau alles in Ordnung ist, und suchen das Problem beim Mann. Ach, eines noch vorweg: Sie hören bitte beide mit dem Rauchen auf, denn Nikotin vermindert die Fruchtbarkeit um 50 Prozent. Auf Alkohol in größeren Mengen sollte ebenfalls verzichtet werden. So, jetzt aber zum Mann.

Wie wir bereits erfahren haben, haben es die Hoden gern kühl, um gut arbeiten zu können. Der Mann sollte also bei bestehendem Kinderwunsch auf heiße Vollbäder, Sauna und Solarium verzichten, enge Unterhosen oder Jeans sind jedoch völlig in Ordnung. Und keine Angst, ein heißes Bad kann die Spermienqualität zwar für eine gewisse Zeit einschränken, jedoch nicht für immer.

Haben Sie sich brav an diese Ratschläge gehalten, kann der Fehler für die gestörte Fruchtbarkeit auf mehreren Ebenen zu finden sein. Zum einen ist es möglich, dass es im Hoden zu einer fehlerhaften Spermienproduktion kommt. Viele der Ursachen dafür sind uns an anderer Stelle in diesem Buch schon begegnet, wie zum Beispiel Hodenhochstand, Entzündungen aufgrund von Keimen oder Viren, wie bei Mumps, oder ein Hodentumor. Der stellt nicht nur ein Problem dar, weil meist ein Hoden entfernt werden muss, eine folgende Chemo- oder Strahlentherapie wirkt sich zudem sehr ungünstig auf die Zeugungsfähigkeit aus. Das gilt genauso für Chemotherapien bei anderen Tumorerkrankungen. Jungen Männern, die vor einer Chemotherapie stehen, wird deshalb empfohlen, ihr Sperma einfrieren zu lassen. Die Kosten für die Lagerung des Spermas in flüssigem Stickstoff unter Laborbedingungen, die sich auf ungefähr 400 Euro im Jahr belaufen, müssen leider selbst getragen werden.

Wie wir bereits wissen, produziert der Hoden Spermien, weil ihm das die Hormone »befehlen«. Hier kann eine weitere Ursache für das Problem liegen. Wenn auch hier alles in Ordnung ist und Spermien in ausreichender Zahl produziert werden, können diese fehlerhaft sein, wie bei unserem Beispiel mit der Pille für den Mann. Gehen wir aber mal von einer fehlerfreien Produktion aus. Die Spermien müssen am Ziel ankommen und dafür zunächst aus dem Hoden in Richtung Harnröhre transportiert werden. Es gibt Krankheiten, bei denen es zu einer Verklebung der Samenleiter kommt, oder diese sind durch eine Fehlbildung gar nicht erst vorhanden. Weil das Ejakulat hauptsächlich aus Samenblasen- und Prostatasekret besteht, fällt das oft erst bei einem unerfüllten Kinderwunsch auf, weil man dem Ejakulat die fehlenden Spermien nicht ansieht. Um diese verschiedenen Probleme zu lösen, wird bei der jeweiligen Ursache angesetzt. Verengte Samenwege können operiert werden, Entzündungen mit einem Antibiotikum behandelt und fehlende Hormone von außen zugeführt werden. Vorrangiges Ziels ist es dabei immer, dass Kinder auf möglichst natürlichem Wege gezeugt werden: beim Geschlechtsverkehr.

Kommt der Prophet (Spermium) allerdings nicht zum Berg (Eizelle), kann man ihn mit dem Taxi zum Fuß des Berges bringen, von wo aus er diesen erklimmen kann. Dabei wird das im Labor aufbereitete Sperma mit einem speziellen Katheter näher in Richtung Eizelle gebracht und muss dann selbstständig in diese eindringen. Funktioniert das auch nicht, muss man den Berg zum Propheten bringen und der klettert selbstständig hoch. Es ist allerdings klar, dass es viel aufwendiger ist, einen Berg zu verschieben. In unserem Falle bedeutet das zunächst eine Hormonstimulation der Frau, um mehrere Eizellen gleichzeitig reifen zu lassen. Im nächsten Schritt werden diese in einem kleinen Eingriff entnommen und im Labor mit dem Sperma des Mannes zusammengebracht. Bei der sogenannten *in vitro*-Methode liegt es bei den Spermien, ihren Weg in die Eizelle in einem Reagenzglas zu finden, also den Berg selbst zu besteigen. Ist das Sperma dazu nicht in der Lage, etwa weil ihm die Durchschlagskraft fehlt, muss es mit dem Helikopter auf den Berg gebracht werden: Das Sperma wird in diesem Fall mit einer sehr kleinen Spritze unter dem Mikroskop in die Eizelle gegeben. Diese Methode nennt sich ganz unkompliziert *intrazytoplasmatische Spermieninjektion*, kurz ICSI. Beide Verfahren werden mit mehreren Eizellen durchgeführt, die danach im Labor beobachtet werden. Später wird die befruchtete Eizelle, die sich im Labor gut entwickelt und dort schon die ersten Zellteilungen absolviert hat, wieder in die Gebärmutter der Frau eingesetzt. Davor sind sogar Untersuchungen auf Gen- oder Erbdefekte möglich. Befruchtete Eizellen, die nicht eingepflanzt werden, gehen zurück in den Gefrierschrank und stehen für spätere Versuche zur Verfügung oder werden verworfen.

Mittlerweile können auch junge, gesunde Frauen ihre »frischen« Eizellen einfrieren lassen. Vielleicht tun sie das, um den Kinderwunsch besser planen und erst nach den erfolgreichen Karriereschritten verwirklichen zu können, oder weil der richtige potentielle Vater noch nicht aufgetaucht ist. Dieses Verfahren, das sogenannte *Social Freezing*, findet immer mehr Interessentinnen. Schon bei der Selektion der Eizellen und dem Verwerfen der übrigen beginnen allerdings zahlreiche ethische Diskussionen. Wo fängt Leben an und wie viel Einfluss dürfen wir darauf nehmen? Sicher sind das Fragen, die sich viele stellen, gerade auch Paare, die diese Verfahren nutzen. Diese sind jedoch meist schnell vergessen, sobald sie ihr Kind auf dem Arm halten.

Auch wenn die Spermienqualität beim Mann mit dem Alter etwas nachlässt, kann er prinzipiell bis ins hohe Alter Kinder zeugen.

Bei manchen Operationen, hauptsächlich denen an der Prostata, ist es nötig, die Patienten über eine mögliche Zeugungsunfähigkeit als Nebenwirkung aufzuklären. Viele Männer über sechzig lachen dann und beteuern, dass ihre Familienplanung schon längere Zeit abgeschlossen sei. Kommt man dann allerdings darauf zu sprechen, dass durch die Operation auch die Erektionsfähigkeit eingeschränkt sein könnte, verfinstert sich die Miene des Gegenübers häufig. Sexualität im Alter ist immer noch ein Thema, über das viele nicht sprechen. Klar, die Eltern haben ja sowieso nur zwei- bis dreimal miteinander geschlafen, je nachdem wie viele Geschwister man hat. Andere ältere Menschen haben ohnehin keinen Geschlechtsverkehr mehr, außer Hugh Hefner. Ist man Urologe hört man von vielen älteren Patienten, dass Sexualität sehr wohl noch ein Thema für sie ist. Und halten Sie sich fest: Man hilft ihnen sogar dabei.

Stand by me

Zwar nimmt im Alter tatsächlich das sexuelle Verlangen ab, jedoch häufig nicht so schnell wie etwas anderes: die Erektion.[6] Bei den 60- bis 69-jährigen Männern sind noch 84 Prozent sexuell aktiv, bei den 70- bis 80-Jährigen immerhin 71 Prozent, Erektionsstörungen haben von ihnen allerdings über 50 Prozent. Das Alter ist also der größte Risikofaktor für Erektionsstörungen. Per Definition ist die Erektion bei einer erektilen Dysfunktion über mindestens sechs Monate so geschwächt, dass ein befriedigender Geschlechtsverkehr in mindestens 70 Prozent der Fälle nicht möglich ist. Wenn der Penis ab und an mal nicht steif wird oder bleibt, ist das noch kein Grund zur Sorge.

Für eine »gute« Erektion sind üblicherweise zwei Dinge von Bedeutung: Die Volumenzunahme des Penis und die Steifheit. Die Volumenzunahme kann ja relativ leicht gemessen und beobachtet werden, wie sieht das aber mit der Steifheit aus? Betrachtet man so eine Erektion aus eher physikalischer Sicht, wird ihre Stärke in axialer Steifigkeit angegeben. Diese gibt an, welches Gewicht an der Spitze des Penis befestigt werden kann, ohne dass dieser abknickt. Dabei sollten 550 Gramm für erfolgreichen (vaginalen) Geschlechtsverkehr erreicht werden. Wenn Sie also ein Pfund Spargel plus eine Stange an Ihren Penis hängen können, ohne dass dieser abknickt, ist alles in Butter. In der Praxis hat dieser Test allerdings wenig Bedeutung – also bitte nicht zu Hause nachmachen. Eine etwas elegantere Methode, um die Erektionsfähigkeit eines Patienten einschätzen zu können, besteht in einem einfachen Fragebogen, dem sogenannten IIEF (*International Index of Erectile Function*):

Fünf Fragen zum Geschlechtsverkehr

Punkte	**1**	**2**	**3**	**4**	**5**
1. Wie hoch ist Ihre Zuversicht, eine Erektion zu bekommen und aufrechterhalten zu können?	sehr niedrig	niedrig	moderat	hoch	sehr hoch
2. Wenn Sie bei sexueller Stimulation Erektionen hatten, wie oft waren Ihre Erektionen hart genug, um in Ihre Partnerin einzudringen?	fast nie	selten	manchmal	meistens	immer
3. Wie oft waren Sie beim Geschlechtsverkehr in der Lage, die Erektion aufrechtzuerhalten, nachdem Sie in Ihre Partnerin eingedrungen waren?	fast nie	selten	manchmal	meistens	immer
4. Wie schwierig war es, beim Geschlechtsverkehr die Erektion bis zum Ende aufrechtzuerhalten?	extrem schwierig	sehr schwierig	schwierig	wenig schwierig	gar nicht schwierig
5. Wenn Sie versuchten, Geschlechtsverkehr zu haben, wie oft war er befriedigend für Sie?	fast nie	selten	manchmal	meistens	immer

Bewertung nach Punkten: **22–25:** keine erektile Dysfunktion, **17–21:** schwache erektile Dysfunktion, **12–16:** schwache/moderate erektile Dysfunktion, **8–11:** moderate erektile Dysfunktion, **5–7:** schwere erektile Dysfunktion

Quelle: nach R. C. Rosen et al.

Bevor wir der Sache weiter auf den Grund gehen, müssen wir verstehen, wie eine Erektion überhaupt funktioniert.

Wie im zweiten Kapitel nachzulesen ist, hat der Penis drei Schwellkörper: Zwei an den Seiten und einen an der Unterseite, der die Harnröhre umschließt und in seinem weiteren Verlauf die Eichel bildet, die bei einer Erektion ebenfalls anschwillt.

Diese Schwellkörper sind im Inneren wie ein Schwamm aufgebaut und verfügen über zuführende Blutgefäße von innen (das waren die Pupillen unseres Penis-Smileys) und solche, die das Blut nach außen abtransportieren. Um die Schwellkörper ist eine harte Hülle gespannt und darum noch eine Muskelschicht. Die Muskelschicht der beiden äußeren Schwellkörper kann sogar angespannt werden, wenn der Penis erigiert ist. Das bewirkt, dass der Penis noch steifer wird und sich bewegt. Probieren Sie ruhig einmal aus, was passiert, wenn Sie eine Erektion haben und den Muskel anspannen. Sie werden merken, wie wichtig er ist. Um den zweiten Schwellkörper, den um die Harnröhre, befindet sich ebenfalls ein Muskel, der dafür sorgt, dass der Samen beim Erguss kraftvoll ausgestoßen wird. Tasten können Sie diese beiden Muskeln und die Schwellkörper nicht nur am Penis, sondern auch im Bereich zwischen Hoden und After, dem Damm. Hier verlaufen die Muskeln weiter ins Innere des Beckens und bilden dort die Beckenbodenmuskulatur mit aus.

Im Alter, wenn der Muskel um die Harnröhre etwas erschlafft, kann es vorkommen, dass der Samenerguss weniger imposant entladen wird. Außerdem kann es sein, dass es nach dem Wasserlassen etwas nachträufelt, weil die Harnröhre schlaffer ist und nicht komplett entleert wird. In solchen Fällen kann es sinnvoll sein, die entsprechenden Muskeln zu trainieren. Das geht ganz einfach im Sitzen, indem Sie so tun, als ob Sie Stuhlgang und Wasserlassen unterdrücken wollten, ohne jedoch die Pomuskeln zusammenzukneifen. Versuchen Sie es einmal beim nächsten Stau oder abends auf der Couch. Finden Sie Gefallen daran, gibt es im Internet zahlreiche weitere Übungen für den Beckenboden.

Kommen wir aber zurück zur Erektion. Im Schwammsystem der Schwellkörper gibt es ebenfalls kleine Muskeln, die wir aber nicht aktiv steuern können. Bei einer Erektion entspannen sich diese und der Schwellkörper füllt sich durch Gefäße im Inneren mit Blut. Irgendwann ist er so prall, dass er selbst die Blutgefäße abdrückt, die das Blut normalerweise nach außen abtransportieren. Zur Veranschaulichung stellen wir uns einfach einen länglichen Luftballon vor, der viele kleine Löcher hat und um den eine feste, leicht flexible Hülle gespannt ist. Pumpen wir den Luftballon auf, wird dieser langsam größer, aber es entweicht noch Luft durch die kleinen Löcher. Irgendwann ist der Ballon so prall, dass er die feste Hülle erreicht, und die Löcher werden verschlossen. Jetzt pumpen wir noch etwas weiter, bis der Ballon sehr prall ist. Wenn dann zusätzlich die Hülle, also die Muskeln um den Schwellkörper, angespannt werden, ist der Höhepunkt der Erektion erreicht. Irgendwann, meist nach dem Orgasmus, ist es dann genug mit der Erektion und es fließt weniger Blut in den Penis, die Muskeln in den Schwämmchen spannen sich wieder an und drücken Blut heraus, wodurch die Schwellkörper schrumpfen. Der Ballon wird langsam kleiner, die Luftlöcher liegen wieder frei und die Erektion lässt nach.

Bei diesem komplexen System kann es nun zu verschiedenen Störungen kommen, sodass bei den Fragen im IIEF-Test nicht die volle Punktzahl erreicht wird. Manche Männer stört das kaum, andere, vor allem junge, haben große Probleme damit. Zum Glück betrifft dies aber nur ungefähr zwei Prozent der 30- bis 39-Jährigen. Gerade bei jungen Männern kann das Problem dabei oft eine psychogene Komponente, wenn nicht sogar Ursache haben – es besteht also eine Angst, die Pumpe für den Ballon zu betätigen. Es ist übrigens ein klares Indiz für eine psychogene Ursache, wenn die nächtlichen Erektionen, die während bestimmter Schlafphasen auftreten, weiterhin vorkommen. Wenn Männer morgens mit einer Erektion aufwachen, liegt das ebenfalls an diesen *REM-Schlafphasen* und nicht an einer vollen Blase, auch wenn diese die Erektion durch Druck auf die Beckenbodenmuskulatur verstärken kann. Diese nächtlichen Erektionen sind wichtig, damit die Schwellkörper nicht einrosten und funktionstüchtig bleiben. Und sollte es auch im Erwachsenenalter über längere Zeit nicht zu einem Samenerguss gekommen sein, erledigt der Körper auch das bisweilen in der Nacht, wie bei einer Brandschutzübung.

Besteht keine psychische Komponente, kann das fehlende Stehvermögen an einem Problem mit der Nervenweiterleitung liegen, die dafür sorgt, dass unser Gehirn die Luftpumpe betätigen will, wenn wir stimulierende Bilder sehen oder angenehm berührt werden. Das kann der Fall sein, wenn Prostata oder Blase aufgrund einer Krebserkrankung entfernt werden müssen. Die Nervenfasern, die für die Erektion zuständig sind, verlaufen in diesem Gebiet und können bei einem Eingriff verletzt werden. Glücklicherweise schaffen es diese Nerven, sich zumindest teilweise zu erholen, und können nachwachsen, wodurch die Erektionsfähigkeit in manchen Fällen zurückkehrt. Über diese tolle Nachwachs-Funktion verfügt außer dem Nerven- nur das Lebergewebe.

Da Diabetes Nerven und kleine Blutgefäße schädigt, kann diese Erkrankung ebenso zu einer Erektionsschwäche führen wie chronische Gefäßerkrankungen oder -verkalkungen. Durch die verengten Gefäße kommt dabei zu wenig Blut im Schwellkörper an. Oftmals ist eine Erektionsschwäche sogar ein erstes Zeichen für eine bestehende Herz- oder Blutgefäßerkrankung und sollte auch dann abgeklärt werden, wenn einem das mit der Erektion nicht so wichtig ist. Andersherum staunte man nicht schlecht, als man in den 90er-Jahren ein Mittel gegen Bluthochdruck testen wollte, die Teilnehmer der Studie dann aber über ganz anderen Hochdruck berichteten – und zwar im Schwellkörper. Wieder ein zufällig entdecktes Medikament, das einschlug wie eine Bombe, denn das war die Geburtsstunde der berühmten blauen Raute, die es mittlerweile von sehr vielen verschiedenen Herstellern auch in anderen Farben, Formen und mit leicht unterschiedlichen Wirkstoffen gibt. Eines haben die Mittelchen aber gemeinsam: Sie sorgen dafür, dass die Erektion verstärkt wird und länger anhält, indem sie die kleinen Muskeln im Schwammsystem der Schwellkörper länger entspannt halten. Der Ballon behält die Luft also länger. Wichtig ist, dass ein gewisses Maß an Erektion und ein sexueller Reiz vorhanden sind. Man bekommt also nicht automatisch eine Erektion, sobald man so eine Pille schluckt. Liefern die Tabletten nicht das erhoffte Ergebnis, sollte die Flinte aber nicht gleich ins Korn geworfen werden. Oft ist nach der ersten Einnahme die Aufregung so groß, dass sie die Wirkung verhindert, weshalb man die Sache etwas länger versuchen sollte. Danach können dann immer noch verschiedene Dosierungen und Präparate ausprobiert werden.

Ist allerdings im Alter der Testosteronspiegel etwas abgefallen, sollte auch dieser unterstützt werden, denn ohne das Hormon funktionieren die Tabletten nicht richtig. Klappt das alles nicht, gibt es noch Verfahren, bei denen vor dem

Geschlechtsverkehr ein Mittel direkt in den Schwellkörper gespritzt wird. Dabei muss der Patient nicht ständig in die Praxis laufen, wenn er gerne eine Erektion hätte, sondern ihm wird beigebracht, sich die Spritze selbst zu verabreichen. In den meisten Fällen kommen die Patienten damit gut klar, ansonsten besteht die Möglichkeit, ein Gel mit ähnlicher Wirkung in die Harnröhre einzuführen. Bei diesen Verfahren muss allerdings auf die etwas erhöhte Gefahr einer Dauererektion hingewiesen werden (siehe Penis-Kapitel).

Eine weitere Option ist die Vakuumpumpe. Hierbei wird ein Plastikzylinder über den Penis gestülpt und über eine Pumpe ein Vakuum erzeugt, das dazu führt, dass sich die Schwellkörper mit Blut füllen. Ist der Penis ausreichend steif, wird ein Ring auf das Glied gezogen, sodass das Blut nicht mehr abfließen kann. Wichtig ist, dass der Ring aus Gummi ist oder einen Mechanismus zum Öffnen besitzt, um ihn im Notfall wieder abnehmen zu können. Mit ähnlichem Prinzip arbeitet auch der Cockring. Dieser wird über den halb erigierten Penis gestülpt und soll die Erektion durch verminderten Blutabfluss verstärken. Ist der Ring allerdings aus Metall und kann im Zweifelsfall nicht selbst abgenommen werden, kann es zu sehr unschönen Folgen für den Penis kommen. In solchen Fällen hilft nur noch ein schneller Besuch beim Urologen – und die Flex …

Sind all diese Verfahren nicht von Erfolg und Steifheit gekrönt, ist das letzte Mittel eine Prothese, die in den Schwellkörper eingesetzt wird. Davon gibt es zwei Arten. Die eine hält den Penis dauerhaft halb steif, sodass er für den Geschlechtsverkehr zu gebrauchen ist, aber im Alltag nicht stört. Die andere verfügt über einen ausgetüftelten Mechanismus, wobei die Prothese über eine kleine, im Hodensack befindliche Vorrichtung mit Flüssigkeit aufgepumpt wird. Die Patienten müssen dabei nicht ständig mit einem halb erigierten Penis herumlaufen, allerdings ist das System etwas anfälliger für Fehler. Eingebaut werden die Prothesen nur in die beiden seitlichen Schwellkörper und nicht in den um die Harnröhre, folglich ist bei beiden Verfahren die Eichel nicht erigiert.

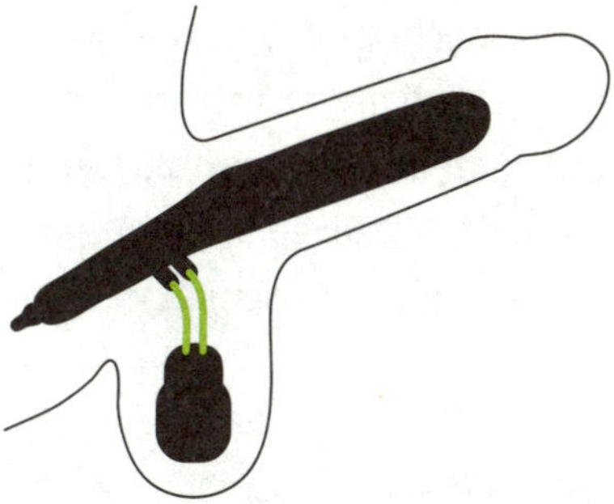

Allerletzter, aber nicht sehr häufig durchgeführter Ausweg ist die Penistransplantation, wovon es allerdings erst drei gegeben hat. 2005 hatte der Träger des fremden Penis diesen aber wieder entfernen lassen, da dieser ihm und seiner Partnerin fremd war. Irgendwie nachvollziehbar… Ein 2014 in Südafrika transplantiertes Glied hat es hingegen geschafft, ein Kind zu zeugen. Der junge Mann hatte zuvor bei einer missglückten Beschneidung sein bestes Stück verloren. Denkbar sind solche Penistransplantationen auch für Geschlechtsumwandlungen, bei welchen heutzutage der Penis mittels Muskelgewebe aus dem Unterarm oder Oberschenkel geformt wird.

Um das männliche Glied und die Erektion besser verstehen zu können und noch effektivere Medikamente oder Geräte zu entwickeln, wird kontinuierlich geforscht. Mein ehemaliger Chef erzählt gerne folgende Geschichte aus seiner frühen Forschungszeit: Ein Proband war mit speziellen Elektroden am Penis in einem Versuchsraum untergebracht und schaute dort nettes Videomaterial, um seine Schwellkörper zu stimulieren. Seine Erektionen wurden dabei unaufhörlich von einem Drucker auf Endlospapier übertragen. Am Abend hörte mein Chef komische Rufe aus dem Versuchsraum und als er die Tür öffnete, war der Proband vor lauter Papier kaum noch zu entdecken. Man hatte ihn einfach vergessen und er hatte sich nicht getraut, sich selbst von den Elektroden an seinem Penis zu befreien. Ich würde gerne wissen, was der Mann heute von der Geschichte erzählt, oder ob er vielleicht aus Scham darüber schweigt.

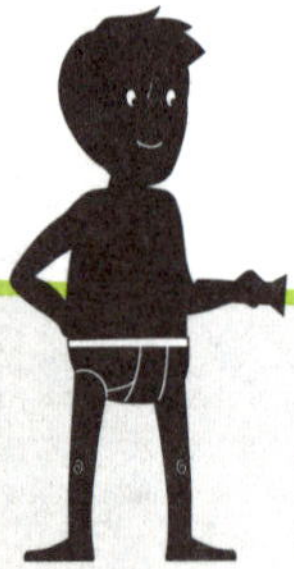

MERKZETTEL

* Jede Pubertät läuft zeitlich etwas anders ab.
* Die richtige Anwendung (und Wahl) von Kondomen will gelernt sein.
* Mann bekommt nach der Einnahme von Viagra nicht automatisch einen Steifen.
* Mit dem Partner über intime Probleme reden ist verdammt wichtig.
* Sind 96 Prozent der Spermien deformiert, wird Sperma trotzdem als »normal« bezeichnet – denn mindestens 1,6 Mio. Kameraden sind funktionsfähig.
* Bereits im Mutterleib können kleine Männer eine Erektion bekommen.

DIE BLASE

Name: Blase

Maße: a hoibe Maß

Farbe: Muskelrot

Gewicht: je nach Maß

Beruf: Pipi sammeln (hey, dafür muss es auch jemanden geben) und dicht halten

Hobbys: Seifenblasen

Lieblingstier: Robbe und Kugelfisch

Wenn ich groß bin: werde ich Feuerwehrmann

Bester Freund: Schließmuskel

Mag ich nicht so: lange Autofahrten und Oktoberfest und Krebs und Bakterien

Lieblingslied: Waterfalls

Lieblings-Emoji: 🚒 🍉 🍺

Motto: Wasser marsch!

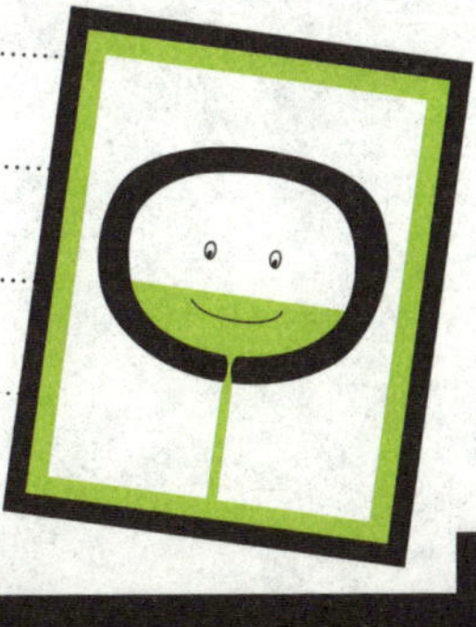

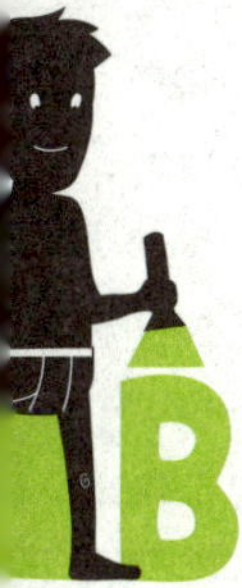

Bevor den weiblichen Lesern langweilig wird – obwohl ein gewisses Interesse an den männlichen Geschlechtsteilen nicht nur für die Lektüre dieses Buches durchaus empfehlenswert ist –, kommen wir nun zu einem Organ, das beide Geschlechter haben und welches Frauen meistens mehr Probleme bereitet. Oft führen sie Probleme damit in eine urologische Praxis, lange bevor der Mann diese betritt. Die Rede ist natürlich von der Blase.

Die Grundzüge der Funktion der Blase sind wahrscheinlich hinreichend bekannt. In den Nieren wird eigentlich ununterbrochen Urin produziert, dieser fließt über die Harnleiter in die Blase und sammelt sich dort. Die Kapazität, die dieses Hohlorgan fassen kann, ist dabei von Mensch zu Mensch unterschiedlich. Grob gilt: Frauen schaffen ein Volumen von 350 bis 550 Millilitern, bei Männern misst die gefüllte Blase 550 bis 750 Milliliter. Bei einer krankhaft ausgeleierten Blase habe ich schon Füllzustände von vier Litern gesehen, da passt dann schon fast ein Partyfässchen Bier hinein. Aber glauben Sie mir, das ist für niemanden ein erstrebenswertes Ziel. Platzen kann die Harnblase jedenfalls nicht, falls Sie sich das schon einmal gefragt haben. Bevor das passiert, läuft der Urin einfach über unsere Harnröhre nach draußen. Es gibt übrigens Tierarten, darunter viele Vögel, die anstatt der Blase und des Enddarms einen gemeinsamen Ausgang für die Stuhl- und Harnentleerung besitzen, die sogenannte *Kloake*. Deswegen werden Sie nie von Vögeln angepinkelt und deren Ausscheidungen haben eine eher flüssige Konsistenz. Zusätzlich ist in der Kloake noch das Sexualorgan untergebracht. Das ist ein bisschen so wie bei diesen 3-in-1-Produkten aus der Drogerie für Haut, Haar und Körper. Manchmal ganz praktisch, aber gegen ein von Star-Friseuren entwickeltes Haarprodukt kommen die nicht an. Im Gegensatz zu seinem schicken Aussehen und stolzen Gockelgehabe besitzt der Hahn also einen recht unscheinbaren Penis, nämlich gar keinen. Möchte er nun sein Huhn begatten, trifft Kloake auf Kloake und das Hahn-Sperma fließt von der einen zur anderen Seite. Das mit dem Gockelgehabe und dem kleinen Penis ist natürlich nicht unbedingt auf den Menschen übertragbar, auch wenn man es manchmal vermuten könnte. Was wir daraus lernen? Dass wir, anstatt uns der Blase zu widmen, wieder beim Penis oder besser gesagt beim Nicht-Penis angekommen sind. Also schnell wieder zurück zu unserem Urin-Speicherorgan, das sich auf Latein schick *Vesica urinaria* nennt.

Die Blase befindet sich hinter oder oberhalb des Schambeins, je nach Füllungszustand. Haben schlanke Menschen eine extrem gefüllte Blase, kann man sie sogar in Form einer rundlichen Vorwölbung sehen und tasten. In leerem Zustand ähnelt sie dagegen einem zusammengefallenen Luftballon. Die Blasenwand besteht aus einer sehr dehnbaren Muskelschicht. In gefülltem Zustand erscheint sie rund und wird ihrem Namen gerecht. Im Inneren ist sie mit einer Schleimhaut ausgekleidet, welche wiederum mit einer Art Versiegelung oder Imprägnierung versehen ist. Diese dünne Schicht dichtet die Blase ab und ermöglicht, dass in ihr sehr konzentrierter Urin gespeichert werden kann. Wäre die Blase nicht so gut abgedichtet, würde Wasser aus dem umliegenden Gewebe in die Blase gezogen oder der Urin könnte umgekehrt zurück in den Körper gelangen. Dieses Prinzip nennt sich Osmose und ist die Erklärung dafür, warum Kirschen bei einem Sommerregen platzen. Dazu kommt es, weil die in den verschiedenen Flüssigkeiten gelösten Teilchen einen Konzentrationsausgleich zwischen Regen (geringer Zuckergehalt) und Kirsche (hoher Zuckergehalt) schaffen wollen. Das Regenwasser sickert also nach und nach in die Kirsche, bis diese dem Druck nicht mehr standhält. Zwar ist durch diese abdichtende Schicht auch in der Blase ein gewisser Wasser- und Stoffaustausch möglich, allerdings nicht so, wie es beispielsweise im Dünndarm geschieht. Bei dem ist es ja Ziel, Stoffe aufzunehmen und nicht auszuscheiden. Die imprägnierende Schicht der Blase ist zudem auch als Schutzschild gegen Bakterien wichtig.

Im Gegensatz zu Penis oder Hoden fristet die Blase, kulturgeschichtlich gesehen, ein eher tristes Dasein. Immerhin betrachten die Inuit das Hohlorgan der Robben als Sitz der Seele und sammeln deshalb die Blasen der erlegten Tiere. Einmal im Jahr werden die aufgeblasenen Robbenblasen bunt bemalt und in einer feierlichen Zeremonie dem Meer zurückgegeben, um den Tieren Respekt zu zollen und auf eine erfolgreiche nächste Jagd vorzubereiten. Den Sitz der Schweineseele hat man im Mittelalter wohl nicht in der Blase vermutet, denn damals diente das Organ im aufgeblasenen Zustand als früher Fußball oder – auf einen Fensterrahmen gespannt – als Glasersatz. Aber zurück zur menschlichen Blase.

Wasser marsch!

Um die Funktionsweise der Blase zu verstehen, ist es wichtig, dass diese, wie zuvor bereits beschrieben, aus einem Muskel besteht. Willkürlich, wie unsere Arm- oder Beinmuskulatur, können wir diesen Muskel jedoch nicht steuern. Daneben besitzt die Blase noch zwei Schließmuskeln, einen inneren direkt am Blasenausgang, den wir ebenfalls nicht steuern können, und einen äußeren. Dieser befindet sich beim Mann unterhalb der Prostata und bei der Frau zwischen Blase und äußerem Ende der Harnröhre.

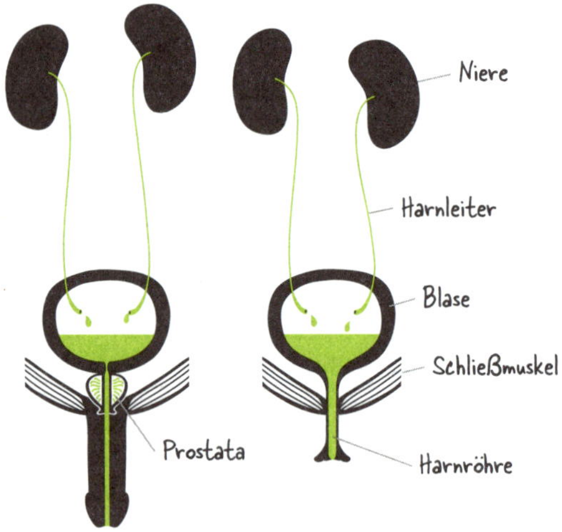

Beide Schließmuskeln sind immer angespannt, damit die Blase dicht hält. Das passiert völlig automatisch. Sitzen wir nun abends in der Kneipe, spielen ein paar Runden Doppelkopf und trinken dabei gemütlich zwei bis drei Bier, füllt sich die Blase langsam. Die eingebauten Dehnungsrezeptoren senden dann über das Rückenmark an die Schließmuskeln: Weiter dicht halten.

Ab einer gewissen Füllung der Blase wird die Lage an das Gehirn gemeldet, genauer an den Hirnstamm, einen Bereich zwischen Gehirn und Rückenmark. Der Hirnstamm würde jetzt eigentlich entscheiden, den Urin aus der Blase zu lassen, wir aber wollen noch etwas Doppelkopf spielen und vielleicht noch ein Bier trinken. Da sich ein Toilettengang unserer Meinung nach noch nicht lohnt, hemmt die Großhirnrinde das Miktionszentrum im Hirnstamm und wir spielen weiter Karten. Nach unserem grandiosen Bubensolo wollen wir aber nun endlich auf die Toilette gehen. Aus urologischer Sicht ist es übrigens sinnvoller, sich davor die Hände zu waschen, weil es dem Schutz des eigenen Intimbereichs dient – bedenken Sie mal, was sich so alles auf unseren Händen befindet. Sie kennen sicher diese älteren klebrigen Kartenspiele, die schon etwas müffeln? Das Waschen hinterher machen wir dann eher aus Höflichkeit unseren Mitmenschen gegenüber, wegen allem, was sich so in unserem Intimbereich tummelt.

Wir sitzen also auf der Toilette und unsere Großhirnrinde hört auf, den Hirnstamm zu hemmen, und dieser meldet unser Vorhaben über das Rückenmark an die Blasenmuskulatur, die sich nun anspannt. Gleichzeitig entspannen sich innerer und äußerer Schließmuskel und der Urin kann abgelassen werden. Bei Kleinkindern ist das Großhirn noch nicht vollständig ausgereift, wodurch dieses nicht in der Lage ist, das Miktionszentrum im Hirnstamm zu hemmen. Es kommt also in regelmäßigen Abständen zu spontanem Wasserlassen. Zudem ist bei Kindern der Tag-Nacht-Rhythmus noch nicht so ausgeprägt wie bei uns Erwachsenen, was sicher jedes Elternpaar gut kennt. So produziert das Kind am Tag genauso viel Urin wie in der Nacht, wenn die Produktion bei Erwachsenen halbiert ist. Bei manchen Kindern kann es etwas länger dauern, bis sich alles eingespielt hat, und es kann nachts zum Einnässen kommen. Besonders ab dem Schulalter kann das soziale Probleme nach sich ziehen, etwa wenn es ums Übernachten bei Freunden geht. Oftmals löst sich das Problem mit der Zeit von selbst. Wenn nicht, gibt es spezielle Verhaltenstherapien oder auch medikamentöse Behandlungsformen. Bei einer anderen Therapieform wird versucht, das nächtliche Einnässen mit einer Klingelhose zu stoppen. Durch Feuchtigkeitssensoren wird darin ein akustisches Signal ausgelöst, sobald die Windel feucht wird, das Kind wird geweckt und kann zur Toilette gehen. Aufgrund einer klassischen Konditionierung wacht es nach einer gewissen Zeit auch ohne Alarm auf und benutzt direkt die Toilette. So einen Alarm brauchen die meisten Frauen später nicht, um zu merken, dass sie eine Blasenentzündung haben.

Wenn die Blase brennt

Es gibt viele Symptome, die auf eine Blasenentzündung (*Cystitis*) hinweisen, meistens ist es ein ständiger Harndrang, gepaart mit brennenden Schmerzen beim Wasserlassen, was wir Urologen *Dysurie* nennen. In ausgeprägten Fällen kann der Urin sogar blutig sein. Normalerweise wird eine *Cystitis* durch Bakterien verursacht, in fast 80 Prozent der Fälle von solchen, die aus dem eigenen Darm kommen und auf den klangvollen Namen *Escherichia coli* hören. Dabei ruft aber nicht jedes Bakterium, das in die Blase gelangt, automatisch eine Blasenentzündung hervor, in vielen Fällen merkt man davon gar nichts und der Körper schafft sich die Bakterien selbst vom Leibe. Eine normale Blasenentzündung wird meist vom Hausarzt behandelt und diagnostiziert, bei vielen Frauen auch vom Gynäkologen. Was ist überhaupt eine »normale Blasenentzündung«? Eigentlich müsste man ja meinen, jede Blasenentzündung sei etwas Unnormales. Das stimmt so nicht ganz. Ein bisschen könnte man es vergleichen mit einer Erkältung oder einem Schnupfen. Die meisten unter uns bekommen ihn einmal im Jahr, manche vielleicht etwas öfter, was noch kein Grund ist, sich ernsthaft Sorgen zu machen. Tritt so ein Schnupfen aber gehäuft auf oder dauert er sehr lange an, sollte man auf Ursachensuche gehen. So können anatomische Fehlbildungen wie eine schiefe Nasenscheidewand oder systemische, den gesamten Körper betreffende Erkrankungen der Auslöser sein, zum Beispiel ein geschwächtes Immunsystem.

Aber ich habe mich ja für ein Fachgebiet zwei Etagen unter der Nase entschieden und Sie sich für ein Buch über Urologie, welcher wir uns jetzt wieder widmen. Bei Frauen kann es also normal sein, bis zu dreimal im Jahr eine Blasenentzündung zu bekommen, beim Mann jedoch nicht. Das liegt daran, dass die weibliche Harnröhre viel kürzer ist und die oben genannten Bakterien hier leichter bis zur Blase wandern können. Es gibt allerdings ein paar Verhaltensweisen, die es den kleinen Feinden leichter machen, an ihr Ziel zu gelangen. Auch wenn ich es ungern schreibe, gehört eine gesteigerte sexuelle Aktivität dazu.

Besonders gefährlich ist hierbei Analverkehr und komplett tabu sollte darauffolgender Vaginalverkehr sein, was logisch erscheint, wenn wir uns vor Augen halten, woher die entzündungsverursachenden Bakterien kommen.

Bei Männern ist die Harnröhre, im Gegensatz zu den drei bis vier Zentimetern bei Frauen, ein ganzes Stück länger, sie misst ungefähr 20 bis 25 Zentimeter. Diese Tatsache sorgt zum einen für einen längeren Weg, den die Bakterien in der Harnröhre zurücklegen müssen, und zum anderen ist die Harnröhre viel weiter von der kontaminierten Region um unseren After entfernt. Eine Blasenentzündung bei einem Mann ist also absolut nichts »Normales«. Fragen Sie ruhig beim nächsten Kaffeekränzchen oder Kneipenabend einmal nach, wer sich bereits wegen Brennen beim Wasserlassen behandeln lassen musste. Wahrscheinlich hat jede Frau diese leidige Erfahrung bereits gemacht. Mit zunehmendem Durchschnittsalter der anwesenden Männer steigt jedoch die Wahrscheinlichkeit von Entzündungen, was meist mit einer Erkrankung der Prostata verbunden ist. Der Prostata widmen wir aber noch ein eigenes Kapitel, oder wissen Sie bereits, wofür sie überhaupt da ist? Trotzdem kann eine Blasenentzündung auch bei jüngeren Männern auftreten. Das kann an sexuell übertragbaren Erregern liegen oder daran, dass mit der Harnröhre etwas nicht stimmt. In jedem Fall sollten sich junge Männer mit einer Blasenentzündung einen Termin in einer urologischen Praxis holen. Nicht immer muss dabei so etwas herauskommen wie bei dem folgenden Patienten:

Der besondere Barmann

Diese nette Geschichte stammt aus der Sprechstunde eines Schweizer Kollegen, der einen jungen Mann mit immer wiederkehrenden Harnwegsinfekten behandelte. Der Kollege machte sich auf die Suche nach der Ursache, konnte jedoch nichts finden. Der Patient hatte weder Probleme beim Urinieren, wenn er mal nicht unter einer Entzündung litt, noch waren Prostata- oder Nierenerkrankungen der Grund für seine Beschwerden. Fast am Ende seiner diagnostischen Mittel angelangt und leicht verzweifelt, führte der Kollege eine Blasenspiegelung durch. Es gibt Leute, die diese unangenehme Untersuchung nicht ertragen können und bei denen sogar eine Vollnarkose notwendig ist. Meist reicht es aber aus, ein betäubendes Gel in die Harnröhre zu geben und es eine Zeit lang einwirken zu lassen. Mein Kollege war etwas verwundert darüber, wie entspannt sein junger Patient bei dem Prozedere war. Bis auf Anzeichen einer abklingenden Entzündung lieferte auch diese Untersuchung keine Ursache für die Problematik. Auf die Frage, ob bei ihm schon einmal eine Blasenspiegelung durchgeführt worden sei, wich der junge Mann aus und zeigte sich leicht geniert. Mein Kollege hakte nach und bekam heraus, dass der junge Mann in einer sehr speziellen Bar arbeitete, welche berüchtigt war für ihre außergewöhnlichen Cocktails. Das Besondere waren jedoch weder ausgefallene Kombinationen, noch seltene und teure Zutaten wie Blattgold oder sündhaft teurer Jahrgangschampagner, sondern der Ausschank der Getränke. Bestellt man dort einen *Flowing-Diamonds-Fizz*, wird ein Gin-Champagner-Cocktail zuvor mittels Katheter in die Blase des Barkeepers gefüllt, dieser pinkelt das schmackhafte Getränk dann direkt in das Glas des Gastes. Dass die Blase darunter leiden kann und Entzündungen entstehen können, ist kein Wunder. Fraglich bleibt, warum der Patient das nicht direkt erzählt hat. Vielleicht wäre unser Job dann zu einfach. Die Einladung des Patienten, einmal auf ein Getränk vorbeizuschauen, lehnte mein Kollege übrigens ab. Ich hätte mir das Spektakel ja angesehen und den anderen Barkeepern meine Visitenkarte hinterlassen.

Kommen wir zurück zur »normalen« Blasenentzündung und zu Faktoren, die diese begünstigen. Diabetiker zum Beispiel haben neben Mitarbeitern spezieller Cocktailbars ebenfalls ein erhöhtes Risiko für eine Erkrankung, genau wie Frauen nach den Wechseljahren. Dabei kommt es durch Hormonumstellungen zu einer Veränderung der Vaginalschleimhaut und zu einer Abnahme der natürlichen Besiedelung mit Milchbakterien, wodurch die schädlichen Darmbakterien leichter vordringen können. Übrigens kann auch übermäßige Hygiene die Schleimhäute stark angreifen. Für beide Geschlechter ist das Waschen des Intimbereichs mit Wasser absolut ausreichend. Der veränderte Hormonhaushalt sorgt auch während der Schwangerschaft für eine höhere Wahrscheinlichkeit, an einer Entzündung der Harnblase zu erkranken. Da bei werdenden Müttern das Risiko einer Nierenbeckenentzündung durch ein vermindertes Abfließen der Harnleiter erhöht ist, weil da das Kleine draufdrückt, sollten sie auch ohne Symptome einer Harnwegentzündung bei nachgewiesenen Bakterien im Urin behandelt werden. Dafür wird der Urin in der Schwangerschaft regelmäßig untersucht.

Das führt uns direkt zu einem neuen Thema. Wie werden denn überhaupt Bakterien nachgewiesen? Im Mittelalter und in der Antike war der Urin eines der zentralen Untersuchungsmaterialen. Es gab sogenannte Harnschauen, bei denen der Urin von einer speziell ausgebildeten Person auf eine Vielzahl von Kriterien überprüft wurde. Es soll sogar Harnschauer gegeben haben, die eine bevorstehende Niederkunft vorhersagen konnten – wie ein lebender

Schwangerschaftstest. Und wissen Sie woher die Krankheit *Diabetes mellitus* ihren Namen hat? Übersetzt bedeutet das so viel wie »süßer Durchfluss«. Manchmal war es also nicht damit getan, den Harn anzuschauen. Heute gibt es dafür zum Glück Mikroskope und Teststreifen mit Indikatorplättchen, die ihre Farbe verändern, wenn weiße Blutkörperchen (*Leukozyten*) oder Blutplättchen (*Erythrozyten*) im Urin vorhanden sind, was auf eine Besiedelung des Urins mit Bakterien hinweist. Neben diesen ersten und recht einfachen Tests kann auch eine spezielle Urinkultur angelegt werden, bei der Urinproben auf Nährboden angezüchtet werden. Hierbei kann genau festgestellt werden, welche Bakterien die Entzündung verursachen und ob diese bereits resistent sind gegen bestimmte Antibiotika. Ein Nachteil solcher Urinkulturen ist, dass es etwas dauert, bis diese angezüchtet und ausgewertet sind, meist ungefähr drei Tage. Bei unkomplizierten Harnwegsinfekten ist dieser Aufwand nicht nötig, es wird direkt mit einem Antibiotikum behandelt, das gegen die üblichen Erreger hilft.

Mittel der Wahl ist derzeit meist ein Antibiotikum namens *Fosfomycin*, welches nur einmal in Form eines aufgelösten Pulvers eingenommen wird und an den darauffolgenden Tagen dann kontinuierlich über die Nieren ausgeschieden wird. Somit gelangt es dorthin, wo es wirken soll: in die Blase. Am besten nimmt man das Pulver vor dem Schlafengehen ein, da ja in der Nacht weniger Urin produziert wird und sich so eine höhere Konzentration des Medikaments in der Blase ansammeln kann.

Anders sieht es bei älteren oder immungeschwächten Menschen aus. Bei ihnen kann eine einfache Blasenentzündung bis zu einer schweren Sepsis, also einer Blutvergiftung, führen. Symptome hierfür sind hohes Fieber,

Schüttelfrost und ein schlechter Allgemeinzustand. In solchen Fällen ist dringend ein Besuch in der nächsten Notfallambulanz anzuraten, oftmals muss dann eine stationäre Behandlung mit einer intravenösen Antibiotika- und Flüssigkeitstherapie erfolgen. Früher habe ich mich immer etwas geärgert, wenn abends oder nachts junge Mädchen mit einer Blasenentzündung in die Notfallambulanz kamen. Heute weiß ich, wie schmerzhaft und einschränkend so ein Ereignis sein kann. Meine Freundin hat mir erklärt, dass Blasenentzündungen schlimmer sein können als eine Blinddarmentzündung – inklusive Operation.

In vielen Fällen hilft ein Antibiotikum also schnell und unkompliziert gegen eine Blasenentzündung. Noch besser ist es natürlich, wenn es erst gar nicht dazu kommt.

Dem Brennen vorbeugen

Gerade bei Frauen, die unter ständigen Harnwegsinfekten leiden und bei denen eine organische Ursache ausgeschlossen ist, gibt es ein paar Verhaltensregeln, die das Auftreten von Entzündungen immerhin um 30 Prozent verringern können. Und das ganz ohne ein Antibiotikum. Gerade haben wir gelernt, dass zumeist unsere eigenen Darmbakterien für das Brennen in der Blase verantwortlich sind und dass das weibliche Geschlecht durch den geringen Abstand zwischen Anus und Harnröhre besonders gefährdet ist. Neben der bereits erwähnten Intimhygiene mit leitungsüblichem Wasser ist auch die Abwischtechnik beim Toilettengang von entscheidender Bedeutung. Hierbei ist es wichtig, dass von vorne nach hinten gewischt wird, sprich vom Scheidenvorhof in Richtung Anus, um den Bakterien keine unnötige Mitfahrgelegenheit zu bieten. Händewaschen vor dem Toilettengang bietet zusätzlich Sicherheit vor unerwünschten fremden Erregern. Bei sexuell aktiven Frauen empfiehlt sich innerhalb von zehn bis fünfzehn Minuten nach dem Geschlechtsverkehr das Entleeren der Blase. Es gibt zwar deutlich Romantischeres als den direkten Gang zum Klo, aber viele Männer gehören ja ohnehin nicht zu den Weltmeistern im postkoitalen Dauerkuscheln und befinden sich gerade in ihrer Refraktärzeit. Vielleicht kann frau den Mann als Entschädigung nach dem Toilettengang mit einem gemeinsamen Bier überraschen, schließlich gehört eine Trinkmenge von zwei bis drei Litern pro Tag ebenfalls zu den vorbeugenden Verhaltensmaßnahmen bei wiederkehrenden Blasenentzündungen. Ein Bier nach dem Geschlechtsverkehr geht dabei in Ordnung, jedoch sollte übermäßiger Genuss von schwarzem Tee, Kaffee und Alkohol eher vermieden werden. Kommen wir nach dem Sex zur Oma, zugegebenermaßen eine etwas skurrile Überleitung, aber sie hat wahrscheinlich schon immer recht gehabt mit ihrem Ratschlag, sich warm anzuziehen, und damit, dass wir nasse Schwimmsachen nicht zu lange anbehalten sollten. Außerdem sind ihre Schlüpfer, im Gegensatz zu denen von Victoria's Secret, bestimmt für Maschinengänge bei mindestens 60 Grad geeignet, wenn nicht sogar für die Kochwäsche.

Eigentlich würde man durch Omas alte Schlüpfer gleich zwei Probleme lösen: Zum einen käme es zu weitaus weniger Geschlechtsverkehr, zum anderen bieten sie geringere Überlebenschancen für Bakterien bei der Wäsche. Wenn wir unsere Blase jetzt noch regelmäßig entleeren, weil das den Bakterien die Chance nimmt, sich anzusiedeln, und auf eine ausgewogene Ernährung achten, sollte unsere Blase eigentlich super zufrieden mit uns sein.

Sollte… Weiter vorn war die Rede von 30 Prozent Erfolgsaussichten, wenn man diese einfachen Verhaltensregeln beachtet. Bei vielen Frauen bedarf es also weiterer Maßnahmen, um wiederkehrende Blasenentzündungen zu stoppen.

Impfung und mehr für die Blase

Richtig gelesen. Mittlerweile gibt es einen Impfstoff bei wiederkehrenden Blasenentzündungen, um genau zu sein gleich zwei. Das Prinzip ähnelt dem von anderen Impfungen, wie zum Beispiel gegen Mumps, Masern oder Röteln. Zunächst werden dem Körper abgeschwächte oder tote Krankheitserreger zugeführt, die nicht fähig sind, die jeweilige Krankheit auszulösen. Unser Körper erkennt sie dennoch als potentielle Feinde und bildet langlebige Abwehrzellen aus. Kommt es nun irgendwann zu einem Angriff durch »richtige« Viren oder Bakterien, steht unser Immunsystem mit einer passenden Armee bereit und wehrt diesen ab. Für die Blase gibt es nun einen Impfstoff in Tablettenform mit verschiedenen abgeschwächten Stämmen von *E. coli*, dem Haupterreger der Blasenentzündung. Daneben existiert ein anderer Stoff, der weitere abgetötete Krankheitserreger enthält, mit komplizierten Namen wie *M. morganii*, *P. mirabilis* oder *E. faecalis*. Um diesen Cocktail in den Körper zu schaffen, sind mehrere Spritzen in den Muskel nötig, ähnlich wie bei einer Tetanus-Impfung. Der Aufwand kann sich durchaus lohnen, denn in medizinischen Studien[7] haben diese Immunstimulationen einen Rückgang von Harnwegsinfekten gezeigt.

Zuvor hatten wir bereits erfahren, dass die Krankheitserreger an der Blasenschleimhaut haften bleiben müssen, um nicht direkt wieder ausgespült zu werden. Das macht unser Protagonist *E. coli*, indem er sich an Zuckermoleküle der Zellen an der Blasenoberfläche heftet, genauer gesagt an die *Mannose*, einen Verwandten der berühmten *Glucose*. Diesen Mechanismus macht sich im Kampf gegen die wiederkehrenden Blasenentzündungen eine andere vorbeugende Maßnahme zunutze. Fügt man dem Körper Mannose zu, wird diese auch vermehrt in die Blase ausgeschieden. Schwirren dort Bakterien herum, die versuchen, sich anzuheften, treffen sie auf die freien Mannose-Stücke und schnappen sich diese statt der Blasenschleimhaut. Da ihre Docking-Station nun belegt ist, werden sie einfach mit dem nächsten Wasserlassen ausgeschieden. So zumindest die Theorie. Natürlich reden wir hier vom Vorbeugen. Haben sich die Bakterien bereits angeheftet, bringt dieser Lockstoff sie auch nicht mehr weg. Ein ähnliches Prinzip gilt für den Saft oder Extrakt der Moosbeere. Kennen Sie nicht? Versuchen wir es mit Cranberry. Schon besser, oder? Wie das Cranberry-Elixier ein Anheften von Bakterien verhindert, ist nicht genau bekannt, und die Forschung ist noch auf der Suche nach der richtigen Dosis; eine gewisse Wirkung scheint es aber zu haben und schaden tut es keinesfalls.

Sind all diese Verfahren und Mittelchen nicht von Erfolg gekrönt, müssen wir leider wieder zu einem Antibiotikum greifen, was ja eigentlich vermieden werden sollte, um keine resistenten Bakterien zu erzeugen. In solch schwierigen Fällen besteht noch die Möglichkeit, bestimmte Mittel direkt nach dem Geschlechtsverkehr einzunehmen oder kontinuierlich jeden Tag in niedriger Dosierung.

Wie Sie sehen oder besser gesagt lesen, ist das mit der Blasenentzündung kein einfaches Thema und auch kein ganz preisgünstiges. In den USA geht man von Kosten von zwei Milliarden US-Dollar pro Jahr aus, die die Cystitis verursacht.

Bei immer wiederkehrenden Entzündungen ist es auf jeden Fall ratsam, eine urologische Praxis aufzusuchen.

Steine in der Blase

Wahrscheinlich hat jeder von Ihnen schon von Nierensteinen gehört, die wir später noch etwas besser kennenlernen werden. Ein etwas weniger prominentes Dasein fristet der Blasenstein, obwohl dieser größenmäßig meist weitaus imposanter ist als sein Kollege aus der Niere.

Natürlich kann jeder Nierenstein auf seinem Weg nach unten auch zu einem Blasenstein werden, aber eigentlich sprechen wir von zwei unterschiedlichen Entstehungsgeschichten.

Apropos Geschichte. Bestimmt befanden sich viele von Ihnen bereits einmal in der Steinschnittlage – nicht zu verwechseln mit der stabilen Seitenlage aus dem Erste-Hilfe-Kurs. Steinschnittlage meint die Haltung, die in einem gynäkologischen Stuhl eingenommen wird und ebenfalls häufig in der Urologie oder Proktologie vorkommt (das Fach, das mit noch größeren Imageproblemen klarkommen muss als meines). Der Name stammt aus dem Mittelalter, als in dieser Position über einen Schnitt entlang des Damms (die Region zwischen Anus und Hoden/Vagina) Steine aus der Blase entfernt wurden. Oft geschah dies nur unter einer leichten Betäubung mit ordentlich Alkohol. Der Kater am nächsten Tag war jedoch, verglichen mit den Wundheilungsstörungen und dem oft tödlichen Ausgang des Prozederes, nur ein kleines Problem. Diese brachiale Operation wurde nicht selten durchgeführt, da damals wegen einer sehr getreidehaltigen Mangelernährung viele Leute an Blasensteinen litten. Aus diesem Grund kommt es heute noch zu einem vermehrten Auftreten von Blasensteinen in Entwicklungsländern.

In Deutschland hat die Erkrankung meist wenig mit der Ernährung zu tun, sondern tritt aufgrund einer unvollständigen Entleerung der Blase auf, was bei Erkrankungen der Prostata oder neurologischen Leiden wie Multipler Sklerose oder einer Querschnittslähmung vorkommen kann. Außerdem können sich in der Blase Fremdkörper befinden, an die sich feste Bestandteile aus dem Urin anheften und die dann weiter zu Steinen heranwachsen. Solche Fremdkörper können zum Beispiel Blasenkatheter sein. Eine andere Ursache können häufige Harnwegsinfekte sein, die die Zusammensetzung des Urins verändern und somit eine Steinbildung begünstigen.

Beseitigen lassen sich Blasensteine mittlerweile relativ einfach, indem sie über die Harnröhre mittels Endoskop zerkleinert und dann entfernt werden. Nur in seltenen Fällen, bei sehr großen und vielen Steinen, ist eine offene Operation nötig. Die erfolgt aber nicht wie früher über den Damm, sondern über einen kleinen Schnitt am Unterbauch. Und keine Sorge, egal bei welcher Methode: Alkohol hat heutzutage als Betäubungsmittel ausgedient – zumindest bei der Durchführung einer Narkose.

Um das weitere Entstehen solcher lästigen Blasenbewohner zu verhindern, ist es natürlich wichtig, die eben erwähnten Ursachen auszumerzen. Generell hilft, wie so oft in der Urologie, eine reichliche Flüssigkeitszufuhr von zwei bis drei Litern pro Tag, denn je verdünnter der Urin ist, desto schwerer können sich feste Bestandteile ablagern.

Blasenkatheter

In diesem Buch war nun bereits wiederholt von einem Katheter die Rede und ich frage mich gerade, ob sich jeder etwas darunter vorstellen kann.

Ganz allgemein ist ein Katheter ein Schlauch, der in den Körper oder ein Organ eingeführt wird und in vielen Disziplinen der Medizin Anwendung findet. Ein einfacher Zugang, über den Infusionen verabreicht werden, heißt beispielsweise *Venenverweilkatheter* – auch ein guter Begriff für die nächste Runde Hangman. Sehr bekannt ist außerdem der Herzkatheter. Damit kann ein Kardiologe über ein Gefäß in der Leiste verstopfte Herzgefäße untersuchen und sogar wieder zum Laufen bringen.

Sprechen wir in der Urologie von einem Katheter, ist ein Schlauch gemeint, der über die Harnröhre in die Blase geschoben wird und meist der Harnableitung dient. Soll der Katheter länger in der Blase verweilen, ist es nötig, ihn dort zu fixieren. Das geschieht über einen kleinen Ballon, der am oberen Ende des Schlauches befestigt ist und mit Flüssigkeit gefüllt wird, sobald dieser Teil des Schlauches in der Blase steckt. So verhindert er, dass der Katheter aus der Blase rutscht. Am anderen Ende kann dann ein Beutel angehängt werden, um den aus der Blase kommenden Urin aufzufangen, wie bei einer Tonne am Ende einer Regenrinne. Zudem befindet sich dort der Kanal für das Auffüllen und Ablassen des kleinen Ballons am anderen Ende. Das ist zugegebenermaßen alles etwas kompliziert, aber sollten wir uns bei einer Lesung begegnen, bringe ich diesen Versuchsaufbau mit.

Nun könnte man denken, so ein Katheter sei superpraktisch für einen langen Opernbesuch, ein Festival oder den nächsten Rosenmontagszug. Die meisten Leute aber empfinden den Fremdkörper, der sich durch die Harnröhre in Richtung Blase windet, als unangenehm und wollen das störende Silikon-Teil so schnell wie möglich wieder loswerden. Immerhin besteht der Schlauch heute aus Kunststoff und nicht wie früher aus Metall. So ein Katheter kann ganz unterschiedlich aufgebaut sein und die verschiedenen Modelle unterscheiden sich vor allem bei Durchmesser und Spitze. Möchte man die männliche Harnröhre überwinden, so klappt dies am besten mit einer leicht nach oben gebogenen Spitze. Der Durchmesser des Katheters wird übrigens in der Einheit *Charrière* angegeben. Drei Charrière sind dabei ein Millimeter. Das brauchen Sie sich nicht zu merken, aber müssen Sie einmal in einer urologischen Notfallambulanz liegen und Sie hören jemanden die Worte sagen: »Ne, gib lieber den 26er«, dürfen Sie mit einem Katheterdurchmesser von 8,7 Millimetern rechnen.

Wann könnte das denn nun der Fall sein? Am häufigsten bei älteren Menschen, die aus pflegerischen oder anatomischen Gründen, sei es aufgrund einer Inkontinenz oder des Gegenteils, einer Blasenentleerungsstörung, mit einem Dauerkatheter versorgt werden. Da der ständig liegende Schlauch bei Männern in der Harnröhre zu Reizungen und Komplikationen führen kann, ist es manchmal notwendig, den Katheter über die Bauchdecke zu legen. Dabei wird die Blase zwischen Bauchnabel und Schambein punktiert und dann ein Katheter eingelegt. Bei längeren Operationen in anderen Fachgebieten kann ein Katheter erforderlich sein, bis der Patient die Toilette wieder selbstständig besuchen kann. Und nach urologischen Operationen an der Blase ist so ein Schlauch nötig, damit diese sich erholen und abheilen kann. Außerdem kann es zu einem Harnverhalt kommen, die Patienten können in solchen Fällen gar nicht mehr Wasser lassen, dazu aber später mehr beim Thema Prostata. Für diese Patienten ist der Katheter oft eine wahre Erlösung. Dabei handelt es sich um einen der, wenn man das so sagen darf, befriedigendsten Notfälle in der Urologie, weil mit kleinen Mitteln eine sofortige Linderung der Beschwerden erreicht werden kann. Anders sieht das leider beim nächsten Thema aus.

Blasentumor

Weil die Urologie nicht nur aus lustigen Geschichten rund um den Penis besteht und weil ich mir vorgenommen habe, keine Themen auszusparen, gehört auch der Blasentumor in dieses Buch.

Wie wird man also auf einen Blasentumor aufmerksam? In ungefähr 80 Prozent der Fälle ist das erste Symptom eine *Makro-* oder *Mikrohämaturie*. Bei Ersterer ist der Urin durch Blut rot verfärbt, man merkt also relativ schnell, dass da etwas nicht stimmt. Die Mikrohämaturie ist lediglich auf Teststreifen oder bei einer Urinuntersuchung im Labor zu erkennen. Die Diagnose »Blut im

Urin« muss dabei nicht zwangsläufig auf einen Tumor hindeuten. Wir erinnern uns, bei einer Blasenentzündung kann der Urin genauso blutig sein wie bei einem Nieren- oder Blasenstein, in ungefähr fünfzig Prozent der Fälle findet man gar keine Ursache für solch eine Blutung. Trotzdem sollte blutiger Urin auf jeden Fall untersucht werden, denn natürlich kann sich hinter diesem Symptom eine bösartige Erkrankung verbergen.

Bleiben wir aber noch kurz bei der Farbe des Urins. Manchmal kommt es vor, dass Patienten telefonisch von blutigem Urin berichten. Da ist es natürlich schwer zu beurteilen, ob eine sofortige Vorstellung in der Notfallambulanz sinnvoll ist oder nicht.

Die Sorge zu verbluten, kann ich den Patienten jedoch meist mit gutem Gewissen nehmen. Da das im Blut enthaltene Hämoglobin nicht nur für den Sauerstofftransport zuständig ist, sondern zugleich ein starker roter Farbstoff ist, reichen bereits kleine Mengen davon, um den Urin rötlich zu färben. Um also herauszufinden, wie ernst die Lage ist, frage ich nach, ob die Farbe des blutigen Urins eher mit einem kräftigen Bordeaux, einem Spätburgunder oder einem leichten Rosé vergleichbar ist. Darunter kann sich fast jeder etwas vorstellen, und lautet die Antwort »Bordeaux«, bitte ich um eine sofortige Vorstellung. Im Rheinland bekommt man dann manchmal ein »Jung, ich trink doch nur Kölsch« entgegengeschmettert. Nicht mit mir, da bin ich flexibel. Hat der Urin eine ähnliche Farbe wie die Etiketten der zwei bekanntesten Kölsch-Sorten, rate ich ebenfalls dringend zu einem Ambulanzbesuch.

Das Tückische an so einer Blutung ist, dass sie schnell wieder verschwinden kann. Eigentlich gut, allerdings kann so der potentiell dafür verantwortliche Blasentumor ungestört vor sich hin wachsen. Deshalb also meine dringende Bitte: Sollten Sie einmal rot verfärbten Urin feststellen und zuvor nicht ausgiebig Rote Bete verzehrt haben, machen Sie unbedingt einen Termin in einer urologischen Praxis. Manchmal ist ein Blasentumor auch ein Zufallsbefund bei einer Ultraschalluntersuchung, denn gerade bei einer gefüllten Blase lässt er sich leicht erkennen. Zur Absicherung wird dann meist noch eine Blasenspiegelung durchgeführt und erhärtet sich der Verdacht, erfolgt eine Einweisung ins Krankenhaus zur Operation.

Bevor wir uns auf den Weg dorthin machen, wollen wir noch klären, wie es überhaupt zu einem Blasentumor kommt. Einer der größten Risikofaktoren ist der Konsum von Tabak, was viele Menschen verwundert, da sie vor allem einen Zusammenhang zum Lungentumor sehen. Die Lunge ist natürlich die erste Station des blauen Dunstes, doch der Körper nimmt die darin gelösten Stoffe auf, sonst hätte Nikotin ja keine Wirkung und das Rauchen noch weniger Sinn. Es wirkt dabei je nach Dosis stimulierend und ist maßgeblich für das hohe Suchtpotential verantwortlich, krebserregend ist es allerdings nicht. Dafür sind die aromatischen Amine im Rauch verantwortlich, die ebenfalls in Farben und Lacken verwendet werden. Aus diesem Grund wird ein Blasenkrebsleiden in manchen Fällen auch als Berufskrankheit anerkannt. Außerdem können Blasentumore nach einer Bestrahlung der Unterbauchregion auftreten, die der Therapie einer anderen Tumorerkrankung dient. Diskutiert wird auch ein Zusammenhang mit chlorhaltigem Trinkwasser und darin enthaltenen Arsenresten. Der einst in Verdacht stehende

Verzehr von Süßstoffen hingegen ist aber blasentechnisch wahrscheinlich unbedenklich.[8] Glauben Sie mir, ich weiß, wie schwer es ist, das Rauchen aufzugeben, aber nicht nur wegen möglicher Blasentumore sollte man es wirklich versuchen.

Um die verschiedenen Formen dieses Tumors verstehen zu können, erinnern wir uns daran, dass die Blase, vereinfacht dargestellt, aus einer Schleimhautschicht mit darunterliegender Muskulatur besteht. Je tiefer der Tumor in Richtung Muskulatur – oder sogar darüber hinaus – wächst, desto schlimmer ist der Befund. In den meisten Fällen ist er zum Glück auf die Schleimhaut begrenzt. Auf der folgenden Abbildung wäre das der Tumor unten links. Von dort aus sind im Uhrzeigersinn immer tiefer reichende Blasentumore dargestellt. Der Letzte von ihnen reicht sogar bis in ein anderes Organ, die Prostata:

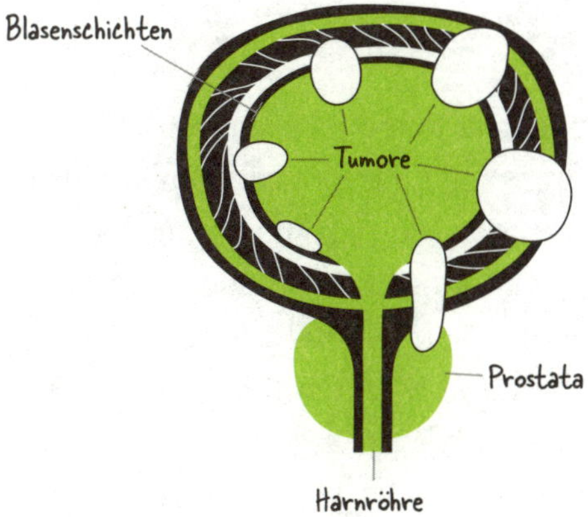

Neben dem Tiefenwachstum der Geschwulste ist die Aggressivität, das sogenannte *Grading*, von entscheidender Bedeutung. Es wird bei allen Tumorarten untersucht und gibt den Grad der Entartung an. Je weniger eine Tumorzelle dem normalen Gewebe ähnelt, desto aggressiver ist sie. Um das herauszufinden, gibt es leider noch keine verlässlichen Labortests oder Röntgenverfahren. Einzige Möglichkeit ist die Operation des Blasentumors, der ja ohnehin aus dem Körper entfernt werden soll. Der Eingriff passiert im Krankenhaus, mit Rückenmarks- oder Vollnarkose. Zuvor wird eine Flüssigkeit in die Blase gegeben, die bis zur Operation einwirkt. Vielleicht haben Sie es bereits erraten, das geschieht natürlich mit einem Katheter. Sinn dieser Flüssigkeit ist es, sich an verdächtige Tumorzellen anzulagern, damit man diese während der Operation, unter Zuhilfenahme eines bestimmten Lichtes, besser sieht. Das funktioniert so ähnlich wie das Schwarzlicht in der Disco, oder wenn in Hoteltest-Reportagen das Bett mit einer speziellen Taschenlampe auf Flecken untersucht wird. So können Tumore entdeckt und entfernt werden, die bei einer herkömmlichen Blasenspiegelung übersehen wurden.

Ähnlich wie bei einer Kathetereinlage wird bei der Operation ein Metallrohr über die Harnröhre in die Blase vorgeschoben. Über dieses Rohr können eine Kamera und diverse Arbeitsgeräte eingeführt werden. Nachdem die Blase ausgiebig unter Normal- und SpezIallicht begutachtet wurde, geht es den suspekten Befunden an den Kragen. Dies geschieht mit einer elektrischen Schlinge, die durch das krankhafte Gewebe gleitet wie ein warmer Löffel durch die Butter. Entschuldigen Sie bitte diesen erneuten Essensvergleich. Wichtig ist, dass so viel wie möglich von dem Tumor entfernt wird, ohne die Blasenwand zu sehr zu verletzen, also ohne ein Loch darin zu verursachen. Sieht man sich die Abbildung auf Seite 151 an, kann man sich wahrscheinlich vorstellen, dass das bei manchen tiefwachsenden Tumoren gar nicht so einfach ist. Nach der Prozedur wird ein Katheter eingelegt, der mindestens einen Tag in der Blase verbleibt und den Urin ableitet, damit sie heilen kann. Wenn sie mit Urin gefüllt ist, ist die Gefahr zu groß, dass die Blasenwand an der operierten Stelle zu dünn wird und einreißt. Manchmal entstehen kleine Löcher in der Blase und der Katheter muss etwas länger drin bleiben, dann schließen sich diese Löcher ganz von allein.

Die entnommenen Gewebestücke werden dann zum Pathologen geschickt, der sie unter dem Mikroskop betrachtet und untersucht, wie weit der Tumor genau in die Blase hineinwächst und wie aggressiv er ist, was entscheidend für Therapie und Prognose ist. Bis das Ergebnis vom Pathologen vorliegt, dauert es ein bis zwei Tage. Zwar kann auch der Operateur die Tiefe des Tumors grob abschätzen und eine Prognose abgeben, diese ist aber relativ unsicher und man möchte dem Patienten ja auch nichts Falsches erzählen.

Zu diesem Zeitpunkt wissen wir also, dass es sich mit hoher Wahrscheinlichkeit um einen bösartigen Tumor der Blase handelt und wie tief er ungefähr in die Blase hineinwächst.

Da auch oberflächliche Blasentumore zu einem späteren Zeitpunkt erneut auftreten können, also eine hohe *Rezidivrate* aufweisen, kann direkt nach der Operation eine einmalige lokale Chemotherapie in die Blase gegeben werden. Im Gegensatz zur klassischen Chemotherapie wirkt diese nur in der Blase und bewirkt, dass

Blasentumore weniger schnell wiederkommen. Bei manchen Befunden muss diese lokale Chemotherapie später wiederholt ambulant verabreicht werden. Zum Beispiel bei Tumoren, die noch nicht bis in die Muskelschicht vorgedrungen sind, aber bis kurz davor. Aber der Reihe nach. Das Ergebnis des Pathologen ist jetzt eingetroffen.

Der beste Befund wäre ein oberflächlicher Tumor mit niedriger Aggressivität. In solchen Fällen ist es wichtig, alle drei Monate nach der OP wieder eine Blasenspiegelung durchzuführen, da diese Blasentumore ja gerne wiederholt auftreten können. Leider auch dann, wenn sie vollständig entfernt und noch mit der lokalen Chemotherapie in der Blase behandelt wurden. Der schlechteste Befund wäre ein bis über die Muskulatur hinausgewachsener Tumor mit hoher Aggressivität. Dazwischen gibt es eine Vielzahl von anderen Kombinationen, die den Rahmen unserer kleinen Lektüre hier etwas übersteigen würden.

Wird ein aggressiver, tiefwachsender Tumor entdeckt, ist es leider nicht mit einer Operation über die Harnröhre getan, da er so nicht vollständig entfernt werden kann. In solchen Fällen ist ein Eingriff notwendig, bei dem die Blase komplett entfernt und durch ein Stück Darm ersetzt wird. Bei jungen, fitten Patienten wird das zu einer Blase geformte Darmteil in einer sehr aufwendigen Operation an Stelle der Blase verlegt. »Jung und fit« hat bei uns Medizinern allerdings einen großen Spielraum und umfasst auch 70-jährige Herren ohne schlimme Vorerkrankungen. Nach der Operation ist es wichtig, genau auf bestimmte Blutwerte zu achten, da der Darm im Gegensatz zur Blase mehr Stoffe aufnimmt, teilweise auch solche, die eigentlich ausgeschieden werden sollen. Natürlich versucht man auch, den Schließmuskel unterhalb der Blase bei der Operation zu erhalten, damit die Patienten später nicht inkontinent sind. In manchen Fällen ist diese große Operation mit der Ersatz- oder Neoblase nicht möglich, teilweise aufgrund eines schlechten Zustandes des Patienten oder aufgrund des Tumorbefundes. Dann wird ebenfalls die Blase entfernt, der Urin aber über einen künstlichen Ausgang aus dem Bauch in einen Beutel geleitet.

Im allerungünstigsten Fall hat der Blasentumor bereits gestreut. Dann ist eine aggressive Chemotherapie über Infusionen notwendig, die den Tumor jedoch nicht immer erfolgreich bekämpfen kann.

Neben dem Herz ist die Blase wohl der Muskel mit einer der zentralsten Aufgaben im menschlichen Körper und sollte deshalb immer funktionieren. Viele Erkrankungen der Blase sind dabei nicht lebensgefährlich, sieht man von ernsten Entzündungen und Tumoren ab, aber sie schränken die Lebensqualität der Patienten teilweise stark ein. Vor allem unser nächstes Leiden:

Harninkontinenz

Im Gegensatz zum Blasentumor betrifft die Harninkontinenz sehr viel mehr Menschen und bereitet oft einen enormen Leidensdruck. Vor allem ältere Frauen leiden darunter, wenn im Laufe der Zeit der Bereich um die Harnröhre erschlafft und diese quasi »ausleiert«. Denn neben dem Schließmuskel, der Blase und dem Beckenboden spielt die Harnröhre und das Zusammenspiel aller

Beteiligten eine wichtige Rolle für die Kontinenz, gerade bei der Frau.

Für den Urologen gibt es zwei Hauptformen einer Inkontinenz. Zum einen die *Belastungsinkontinenz,* bei der es, wie der Name schon sagt, zum ungewollten Urinverlust kommt, beispielsweise bei körperlicher Anstrengung. Im frühen Stadium kann das beim Heben von schweren Dingen passieren oder beim Husten oder Treppensteigen. In ausgeprägten Fällen kann es schon bei kleinen Bewegungen oder sogar im Ruhezustand zum Urinverlust kommen. Natürlich verliert die Blase dabei nicht den kompletten Inhalt, aber schon kleine Mengen können sehr störend sein. Bei Frauen sind die Risikofaktoren für diese Erkrankung das Alter sowie die vaginale Geburt von Kindern und auch Übergewicht. Männer leiden am häufigsten nach einer Entfernung der Prostata unter Belastungsinkontinenz.

Davon unterscheiden wir Mediziner die sogenannte *Dranginkontinenz,* bei der es zum Beispiel durch eine überaktive Blasenmuskulatur zu unwillkürlichem Harnverlust kommt. Sie kennen es sicher, wenn ein Muskel oder ein Augenlid zuckt, ohne dass dies gewollt war – so ähnlich passiert es dann mit der Blasenmuskulatur. Auch Nerven- und Hirnerkrankungen können sich auf die Blase auswirken. Logisch, wenn man sich das komplizierte Zusammenspiel von Blase, Rückenmark, Miktionszentrum und Großhirn vor Augen führt. Beispiele für solche Erkrankungen sind Parkinson oder Multiple Sklerose. Neben diesen beiden Hauptformen, der Belastungs- und der Dranginkontinez, existieren viele weitere Zwischenformen.

Bei beiden Inkontinenzformen ist es zunächst wichtig, den genauen Grad der Erkrankung zu kennen. Neben der Frage nach allgemeinen Erkrankungen, Operationen oder Geburten ist es wichtig, den Leidensdruck des Patienten zu erfragen. Es gibt Patienten, die es nicht stört, viermal am Tag eine Slipeinlage zu wechseln, und solche, denen jedes Tröpfchen unangenehm ist. Für uns Urologen ist die Anzahl der täglich benötigten Einlagen das erste Indiz für den Schweregrad der Inkontinenz. Um diesen noch genauer beurteilen zu können, gibt es einen Test, bei dem eine frische Einlage eingesetzt wird und bei einer bestimmten Füllmenge der Blase verschiedene Übungen gemacht werden, nach denen die Einlage gewogen wird, um zu sehen, wie viel Urin sich darin befindet. Aufschlussreich ist auch ein Trink- und Pinkel-Protokoll des Patienten, in dem genau festgehalten wird, wann wie viel getrunken wurde, wann die Toilette besucht wurde und in welchen Situationen es zu Inkontinenz kam. Weitere Verfahren wie eine Messung des Blasendrucks geben noch genauer Aufschluss. Wichtig ist es auch, durch Urinuntersuchungen und eine Blasenspiegelung andere Ursachen auszuschließen. Liegt zum Beispiel eine Infektion der Blase vor, ist diese viel empfindlicher und kann schnell gereizt sein.

Therapiert wird die Belastungsinkontinenz zunächst mit professionellem Beckenbodentraining, einer Östrogenbehandlung der Vagina und wenn möglich einer Gewichtsreduktion der Patientin. Hilft das nicht, kommen Medikamente zum Einsatz – oder Operationsverfahren, in denen Beckenregion und Harnröhre gestrafft werden. Es gibt sogar künstliche Schließmuskel, die eingesetzt werden können. Hierbei wird eine Manschette um die Harnröhre gelegt, die sich über einen Mechanismus unter der

Haut aufpumpen lässt. Im aufgepumpten Zustand liegt die Manschette fest um die Harnröhre und die Blase ist dicht, lässt man die Flüssigkeit in der Manschette ab, kann der Urin fließen. Ähnlich aufgebaut ist die Schwellkörperprothese, die wir ja bereits kennengelernt haben.

Besteht im Falle einer Dranginkontinenz ein Zusammenhang zu neurologischen Erkrankungen, ist es wichtig, diese so gut es geht zu therapieren. Daneben gibt es Medikamente, die einen überaktiven Blasenmuskel beruhigen. Und was im Schönheitssektor die Falten im Gesicht glättet – die Rede ist natürlich von Botox –, kann in einem kleinen Eingriff auch in die Blasenmuskulatur gespritzt werden und diese ruhigstellen. Wie bei den Falten im Gesicht hält die Wirkung allerdings nicht ewig. Nach einer gewissen Zeit muss die Prozedur wiederholt werden. Wichtig ist dabei, die Blase nicht komplett zu lähmen, sonst hat man den gegenteiligen Effekt und es kommt nichts aus der Blase heraus.

Patienten, die aus anderen Gründen unter einer zu schlaffen oder gelähmten Blase leiden, leeren ihre Blase, indem sie den Urin in regelmäßigen Abständen selbst über einen Katheter ablassen. Dieses Verfahren ist weniger anfällig für Infektionen als ein auf Dauer liegender Katheter, der besonders bei einer Inkontinenz im hohen Alter oft die letzte Möglichkeit ist. Erinnern Sie sich noch daran, wie dieser funktioniert? Wenn nicht, am besten gleich noch mal nachlesen. Ansonsten sehen wir uns gleich im nächsten Kapitel.

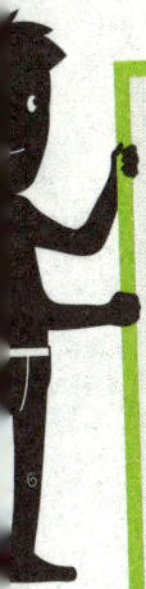

MERKZETTEL

* Rauchen verursacht Blasenkrebs.
* Es gibt eine Impfung gegen Blasenentzündungen.
* Die Blase ist ein Muskel.
* Blasentumore können in ihrer Aggressivität sehr unterschiedlich sein.
* Man kann aus einem Stück Darm eine neue Blase formen, wenn diese entfernt werden muss.
* Hören Sie auf zu rauchen. (Du auch, Volker!)

DIE NIERE

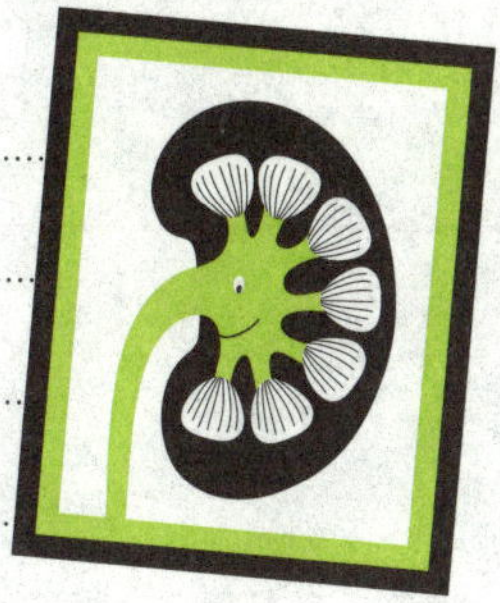

Name: Niere

Maße: 11 cm lang, 6 cm breit und 3 cm tief

Farbe: rotbraun

Gewicht: 120–200 g

Beruf: in der Urinproduktion tätig

Hobbys: Hormone

Lieblingsessen: alles mit Kidneybohnen und auf der Kirmes Saure Nierchen

Familienstand: von der anderen Niere getrennt lebend

Beste Freunde: Leber rechts, Milz links

Mag ich nicht so: Krebs, Bakterien und manche Medikamente und wenn es kalt ist

Und finanziell so?: steinreich

Lieblingslied: Drink doch ene met

Motto: 3 litres a day keep the Urologe away.

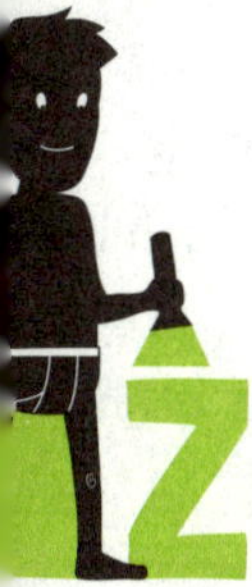

Zu Beginn dieses Buches haben wir ja bereits erfahren, dass alle Körperteile, die mit Urin in Kontakt kommen, ins Aufgabenfeld des Urologen fallen. Was die Niere angeht, ist die Angelegenheit etwas komplizierter. Natürlich spielt sie die Hauptrolle im Blockbuster »Urinproduktion«. Daneben übernimmt unser Ausscheidungsorgan aber sehr viele Nebenrollen. So bildet die Niere zum Beispiel das schon manchem Sportler zum Verhängnis gewordene *Erythropoetin*, besser bekannt als *Epo*. Dieses Hormon stimuliert die Blutbildung, es kurbelt die Produktion der für den Sauerstofftransport benötigten roten Blutkörperchen (*Erythrozyten*) an. Ein paar mehr davon können beim Anstieg nach L'Alpe d'Huez oder beim Ironman sicher nicht schaden. Da kam dann manch schlauer Sportler oder Trainer auf die Idee, sich oder seinem Schützling gentechnisch hergestelltes Epo zu spritzen und so die Leistungsfähigkeit zu steigern. Irgendwann konnte man jedoch dieses künstlich produzierte Epo durch einen Urintest vom körpereigenen Hormon unterscheiden und der Schwindel war erst mal vorbei. Pfiffige Sportler haben sich dann zuvor entnommene Eigenblutkonserven kurz vor dem Wettkampf über eine Kanüle verabreicht. Zwischen der Abnahme und der Verabreichung der Konserve muss dabei einige Zeit liegen, damit sich neues Blut bilden kann und dann mehr Blut und somit Sauerstoff im Körper vorhanden ist. Eigenblut-Doping nennt man das.

Solche Eigenblutspenden werden manchmal auch vor größeren Operationen genutzt, um die Transfusion von fremden Blutkonserven zu vermeiden. Diese sind mittlerweile zwar sehr gut getestet, ein minimales Infektionsrisiko besteht aber dennoch. Daneben kann künstlich hergestelltes Epo auch medizinisch sinnvoll angewandt werden, zum Beispiel zur Behandlung der Blutarmut von Patienten mit eingeschränkter Nierenfunktion.

Neben der Herstellung von Erythropoetin ist die Niere auch Produktionsstätte weiterer Hormone wie des *Calcitriols*, das aus Vitamin D hergestellt wird. Streng genommen ist das Vitamin D gar kein Vitamin, weil es unter Einfluss von UV-Strahlung in der Haut gebildet wird. Per Definition sind Vitamine Stoffe, die wir nicht selbst herstellen können und die mit der Nahrung aufgenommen werden müssen, wie zum Beispiel Vitamin C. Viele Tiere können das Vitamin C übrigens selbst bilden, was bedeutet, dass es für sie wiederum gar kein Vitamin mehr ist. Meerschweinchen und Menschen bilden da eine Ausnahme, falls Sie das einmal in einer Quiz-Show gefragt werden. Das von der Niere gebildete Calcitriol spielt eine wichtige Rolle beim Knochenaufbau und man vermutet sogar eine schützende Wirkung vor bestimmten Tumorerkrankungen. Ein weiteres Hormon, das in der Niere produziert wird, ist *Renin*. Sein Aufgabenbereich liegt in der Regulation des Blutdrucks, ebenfalls keine ganz so unwichtige Angelegenheit.

Bevor wir uns aber der Hauptaufgabe der Niere widmen, der Urinproduktion, schauen wir einmal kurz auf ihr äußeres Auftreten:

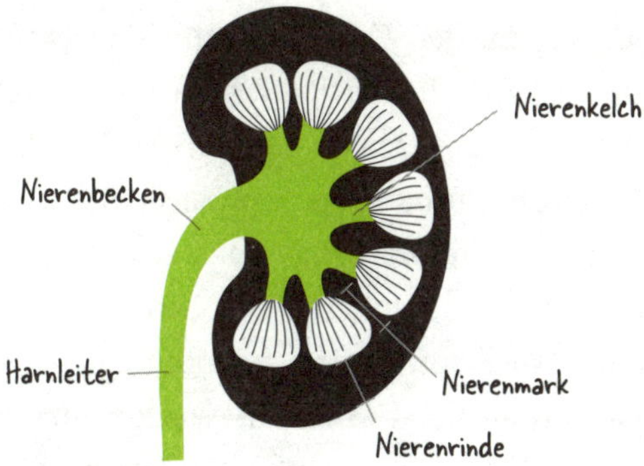

Wie sich hier deutlich erkennen lässt, besteht die Niere eigentlich aus mehreren kleinen Nieren, die sich im Laufe der Zeit zu einem gemeinsamen Organ entwickelt haben. Aufgeteilt ist die Niere in eine Rindenzone (schwarz) und die Markzonen (weiß). Das Nierenmark ist pyramidenförmig aufgebaut, wobei die Spitze nach innen zum Nierenbecken (grün) zeigt. In der Rinde der Niere sitzen die Nierenkörperchen (*Glomerulus*), die das Blut filtern und von wo aus es durch ein ausgetüfteltes Rohrsystem im Nierenmark bis ins Nierenbecken geleitet wird, wo der fertige Urin herauskommt. Da zwischen Blut und Urin ja schon allein farblich ein Riesenunterschied besteht, muss in diesem Rohrsystem einiges passieren. Fangen wir also ganz von vorn an.

Zunächst gelangt die Flüssigkeit, die wir über den Tag verteilt zu uns nehmen, über den Dünndarm in den Blutkreislauf. Wir nehmen Flüssigkeit dabei nicht nur über Getränke auf, sondern ebenfalls mit fester Nahrung. Darüber, wie das alles im Darm funktioniert, sollte man vielleicht auch mal ein Buch schreiben …

Nachdem der Darm passiert wurde, gelangt die Flüssigkeit mit den darin gelösten Stoffen in den Blutkreislauf und über diesen zu den Organen, die sich herausfiltern, was sie von den im Blut vorhandenen Bestandteilen gebrauchen können. Andererseits geben sie Abfallprodukte aus den Stoffwechselprozessen, wie Harnstoff, an das Blut ab. Irgendwann gelangt das Blut nach seinem Weg durch den Körper auch in den Nieren an. Die sechs Liter Blut im Körper werden vom Herz so oft durch die Nieren gepumpt, dass dort am Ende eines Tages ungefähr 1500 Liter durchgeflossen sind. Wie bei einem Gartenteich: Das Wasser ist unser Blut, die Pumpe das Herz und der Filter die Niere. Die Niere allerdings besteht aus sehr vielen kleinen Filtern, den Nierenkörperchen (*Glomerulum*).

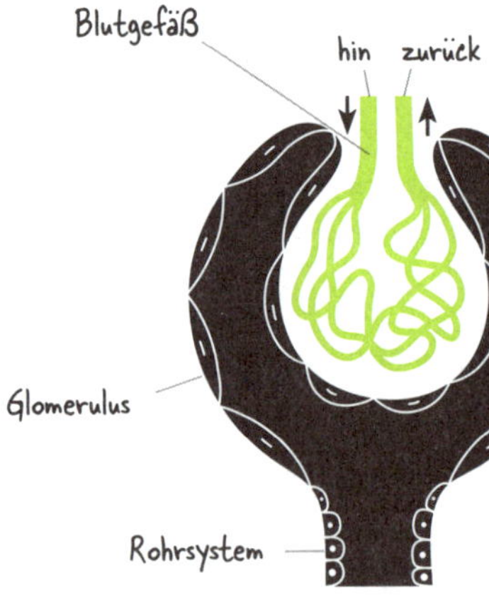

Von diesen kleinen Einheiten, den Nierenkörperchen und dem folgenden Rohrsystem, die sich zusammen *Nephron* nennen, gibt es pro Niere etwa eine Million. Die Gesamtzahl dieser Nephrone schwankt allerdings von Mensch zu Mensch stark und hängt unter anderem mit dem Geburtsgewicht zusammen, weshalb bei Frühchen die Gefahr einer späteren Nierenerkrankung ein Leben lang leicht erhöht ist.

Von dem im Nierenkörperchen ankommenden Blut werden zunächst circa 20 Prozent gefiltert. Große Bestandteile des Blutes, wie die roten Blutkörperchen, passen nicht durch den Filter, fließen mit den 80 Prozent ungefiltertem Blut wieder ab und begeben sich auf eine weitere Runde durch den Blutkreislauf.

Dadurch ist die Flüssigkeit, die nun in das Rohrsystem geschickt wird, schon mal nicht mehr rot. Neben den bereits erwähnten roten Blutkörperchen bleiben auch große Stoffe zurück, die noch gebraucht werden, unter anderem Proteine. Kleinere Teile, wie der oben erwähnte Harnstoff und andere Abfallprodukte, aber auch wichtige Stoffe wie Mineralien (z. B. Natrium und Kalium) und Aminosäuren, passieren den Filter, obwohl der Körper diese noch gebrauchen könnte. Denn im Gegensatz zu einem Gartenteich ist das Ganze kein geschlossener Kreislauf, es sollen ja schließlich Flüssigkeit und nicht brauchbare Stoffe über den Urin ausgeschieden werden.

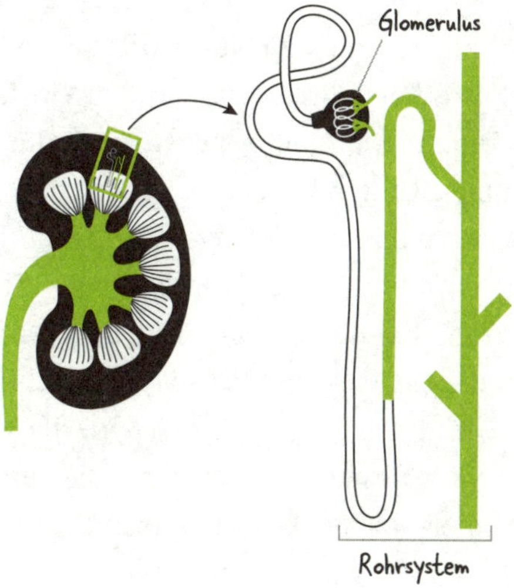

Dafür ist das Rohrsystem zuständig. Dort holt sich der Körper die Stoffe zurück, die er noch braucht, zum Beispiel einen großen Teil des Wassers und Mineralien. Nebenbei reguliert die Niere durch dieses System also auch unseren Mineralhaushalt. Fast am Ende der inneren Rohrleitungen angekommen, wird im sogenannten Sammelrohr noch die Feinjustierung durchgeführt und der Säure-Basen-Haushalt mitgeregelt. Von dort geht es weiter in die Nierenkelche und dann ins Nierenbecken. Zuletzt gelangt der Urin dann über den Harnleiter in die Blase und wird von dort aus ausgeschieden.

Nach all diesen komplizierten Vorgängen muss ich Ihnen leider etwas gestehen: Eigentlich interessieren diese uns Urologen gar nicht so richtig. Wie die Niere funktioniert, was passiert, wenn sie eingeschränkt funktioniert und es zu einer Niereninsuffizienz kommt – dafür gibt es andere, bessere Spezialisten: die Internisten. Unter denen gibt es noch mal spezialisiertere Spezialisten: Nephrologen beschäftigen sich ausschließlich mit der Funktion der Niere. Trotzdem müssen wir Urologen natürlich ein gewisses Verständnis von der Funktion dieses Organs haben – wie die Vertreter anderer medizinischer Disziplinen auch.

Bei der Niere handelt es sich also um ein fächerübergreifendes Organ. Die Nieren liegen ungefähr auf Höhe der elften und zwölften Rippe, die rechte nah an der Leber und die linke an der Milz. Weit sind auch Lunge und Darm nicht entfernt. Die genaue Lage der Nieren kann stark variieren. Es gibt Organe, die im Becken liegen, und solche, die es bis in den Brustkorb verschlägt, das ist allerdings sehr selten. Es gibt Menschen, die von Geburt an nur eine Niere besitzen, und andere, die auf einer Seite eine Doppelniere haben, also insgesamt auf drei Exemplare zugreifen können. Falls Sie einmal gefragt werden, was eine Hufeisenniere ist, antworten Sie: Zwei an der Unterseite miteinander verschmolzene Nieren. Diese Nieren-Varianten sind allesamt eher die Ausnahme und in den allermeisten Fällen nicht behandlungsbedürftig, solange sie keine Beschwerden bereiten.

Nun sollten wir uns aber einen klassischen Fall ansehen, mit dem man in der Urologie landet – manchmal allerdings über Umwege.

Harnsteine

Eine 37-jährige Patientin klagte schon länger über ein Ziehen in der rechten Seite. Manchmal ist der Schmerz eher im Rücken lokalisiert und kann in den Unterleib ausstrahlen. Ihr Hausarzt hat sie untersucht, konnte aber keine Ursache feststellen. Auch die Ultraschalluntersuchung brachte keine neuen Erkenntnisse. Bei der Urinuntersuchung zeigte sich ein bisschen Blut, eine sogenannte *Mikrohämaturie*. Das bedeutet, dass das Blut nicht mit bloßem Auge zu erkennen ist, sich aber in einer Laboruntersuchung oder auf einem Teststreifen nachweisen lässt. Da die Frau gerade ihre Tage hatte, konnte das Ergebnis aber schon mal etwas verfälscht sein. Der Hausarzt schickte sie also weiter zum Orthopäden, da der Schmerz an diesem Tag mehr in den Rücken ausstrahlte. Nach etwas Wartezeit – und hierbei meine ich nicht die Stunden im Wartezimmer, sondern die Wochen bis zum Termin beim Orthopäden – wurde sie in der Praxis vorstellig. Dort erfuhr sie, dass die Wirbelsäule sicher nicht Ursache ihrer Beschwerden war. Der Orthopäde empfahl also aufgrund der Schmerzen im Unterbauch eine Vorstellung bei der Gynäkologin. Auch die konnte keine Ursache für die Schmerzen finden, also wurde die Patientin mit Verdacht auf akute Blinddarmentzündung ins nächste Krankenhaus eingewiesen. Dort durchlief sie nach der chirurgischen Abteilung, wo eine Blinddarmentzündung ausgeschlossen wurde, noch einmal das internistische und orthopädische Komplettprogramm. Letztendlich wurde nichts gefunden und die Patientin landete aufgrund des erneut nachgewiesenen Blutes im Urin in unserer urologischen Abteilung. Nach kurzer Untersuchung, einem schnellen Blick auf die Laborwerte, die dank der Vorarbeit der Kollegen reichlich vorhanden waren, und einer Ultraschalluntersuchung stand die Verdachtsdiagnose eines rechtsseitigen Harnleitersteins. Um ganz sicherzugehen, erfolgte in der Radiologie eine Computertomographie, die den Verdacht bestätigte.

Bevor wir die Patientin weiter begleiten, schauen wir uns einmal die Nieren- oder allgemeiner formuliert: Harnsteine etwas genauer an. Beginnen wir damit, wo sie auftauchen, also mit der Lokalisation. Es kann zu einem klassischen Nierenstein kommen oder zu Steinen auf kompletter Strecke des Harnleiters. Der Harnleiter, eine lange, dünne Röhre aus Muskeln und Schleimhaut, die Niere und Harnblase miteinander verbindet, weist drei natürliche Engstellen auf. Die erste befindet sich relativ nah an der Niere, dort, wo der Harnleiter das Nierenbecken verlässt. Im weiteren Verlauf muss der Harnleiter dann ein Blutgefäß kreuzen, wodurch auf halber Strecke zwischen Niere und Blase die zweite Engstelle entsteht. Kurz vor dem Eingang in die Blase folgt dann Engstelle

Nummer drei. An diesen Engstellen bleiben Harnsteine gerne stecken und verursachen dann ernsthafte Beschwerden, dazu aber später mehr.

Nierensteine entstehen, wie der Name es schon sagt, in der Niere. Auslöser können fehlerhafte Ernährung, erbliche Vorbelastung, wiederkehrende Harnwegsinfekte oder Stoffwechselerkrankungen sein. Wegen dieser unterschiedlichen Entstehungsmöglichkeiten können Harnsteine aus verschiedenen Materialien bestehen. Fast 80 Prozent der Steine besitzen dabei einen hohen Calciumanteil. Daneben gibt es solche, die aus Harnsäure bestehen oder *Struvit-Steine*, die sich aus einem Gemisch von Ammonium, Phosphat und Magnesium zusammensetzen und durch Harnwegsinfektionen entstehen. Neben diesen Hauptformen gibt es noch eine Menge seltener Steinarten, die in den Harnwegen auftreten können.

Die Entstehung der Steine ist relativ einfach zu erklären. Klassischerweise wird je nach Harnsteinart die Konzentration eines Stoffes zu hoch, der normalerweise gelöst im Urin vorhanden ist. Irgendwann ist er nicht mehr löslich und es bilden sich Kristalle. An diese Kristalle können sich dann weitere Stoffteilchen anheften. In einer Wissenschaftssendung würde man jetzt ein Glas Wasser nehmen und mehrere Teelöffel Salz darin auflösen. Gibt man nach und nach immer mehr Salz hinzu, ist es ab einem gewissen Punkt nicht mehr möglich, dieses durch Umrühren aufzulösen, und es bildet sich ein Bodensatz. In diesem Moment ist das Löslichkeitsprodukt erreicht. In unserem Körper ist das ein bisschen komplizierter, da darin nicht nur Wasser und Salz vorkommen und weitere Faktoren, wie beispielsweise der pH-Wert, eine Rolle spielen.

Bleiben wir aber bei dem Beispiel mit dem Wasserglas.

Ein einfacher Weg, um das Salz am Boden aufzulösen, ist es, mehr Wasser hinzuzufügen. Das funktioniert auch in unserem Körper: Wer unter wiederkehrenden Nierensteinen leidet, sollte mehr Wasser trinken. Ein grober Zielwert ist eine Flüssigkeitsausscheidung über den Harntrakt von über zweieinhalb Litern. Da ja auch ein gewisser Flüssigkeitsverlust über andere Organe entsteht, ist das nicht mit der Trinkmenge gleichzusetzen. Denken Sie einmal an die Brille, die Sie täglich mit dem Kondenswasser Ihrer Lunge säubern, die Träne, die von Ihrer Nasenspitze tropft, oder den Schweiß, den Sie über Ihre Haut verlieren. Dazu gesellt sich dann noch die gebundene Flüssigkeit in unserem Stuhl. Nehmen wir nur Lunge und Haut zusammen, so scheidet ein Erwachsener ungefähr einen Liter Flüssigkeit über diese beiden Organe aus – pro Tag, versteht sich. Mit drei Litern Trinkmenge pro Tag sollten Sie auf der sicheren Seite sein. In manchen Fällen, zum Beispiel bei erblich bedingten Erkrankungen, kann es erforderlich sein, auch in der Nacht zu trinken, um die Bildung von Nierensteinen zu verhindern.

Sie kennen das vielleicht von der Farbe des Urins am Morgen: Meist ist dieser intensiver gelb gefärbt als der, den wir später am Tag ausscheiden. Der Grund liegt in einer höheren Konzentration des Urins, da man nachts weniger Flüssigkeit zu sich nimmt und die Urinproduktion des Körpers herabgesetzt ist. Unser Körper will aber trotzdem Stoffe loswerden, die er nicht braucht. Je höher die Konzentration des Urins, desto höher ist auch die Gefahr für eine Steinbildung. Gelb gefärbt wird der Urin übrigens durch die sogenannten *Urochrome*, deren wesentlicher Bestandteil ein Abbauprodukt unseres Blutfarbstoffes ist, das *Hämoglobin*. Dass unser Blut abgebaut gelblich erscheint, kann man sehr gut nachvollziehen, wenn nach einer unsanften Begegnung mit einem harten Gegenstand ein großer blauer Fleck am Oberschenkel aufleuchtet. Zunächst ist dieser meist lila-bläulich gefärbt, später verändert sich die Farbe über Grün zu einem saftigen Gelb.

Ungefähr 20 Prozent der deutschen Bevölkerung leidet übrigens einmal im Leben unter einem Harnstein. Männer haben dabei ein höheres Erkrankungsrisiko als Frauen. Anfangs kann so ein Steinchen kleiner sein als ein Sandkorn und einfach über den Urin ausgeschwemmt werden, ohne dass wir davon etwas mitbekommen. Es kann aber auch langsam vor sich hin wachsen und im allerschlimmsten Fall sogar die ganze Niere ausfüllen. *Ausgussstein* nennt sich diese schlimme Variante, der Stein sieht dann aus wie ein Negativ-Abdruck vom Nierenbecken und Nierenkelchsystem mit Gips gefüllt. Zwischen Sandkorn und Ausgussstein gibt es natürlich noch zahlreiche Varianten. Nehmen wir zum Beispiel einen stecknadelkopfgroßen Stein.

Entscheidet dieser eines Tages, sich aus der Niere zu verabschieden, wo er wie ein Tropfstein festhängt, ist seine Wanderung durch den Harnleiter für den Träger des Steines mit starken kolikartigen Schmerzen verbunden. Es kann vorkommen, dass das *Konkrement*, wie der Stein auch genannt wird, den Harnleiter verstopft und sich so Urin in die Niere zurückstaut. Durch den ansteigenden Druck kann die Niere nicht richtig arbeiten, was der Körper durch einen dumpfen Schmerz in der Flanken- oder Rückengegend mitteilt.

Sitzt der Stein an der zweiten der oben beschriebenen Engstellen fest, ziehen die Schmerzen eher in den Unterbauch und werden als wellenartig und »spitz« empfunden. Hat es der Stein bis kurz vor die Blase geschafft und bleibt dort stecken, kann der Schmerz bei Männern in Hoden oder Penis ausstrahlen und bei Frauen in die Schamlippen. Die Intensität der Schmerzen ist dabei von Person zu Person sehr unterschiedlich. Manche zwickt es nur etwas, es gab aber schon Patientinnen, die sagten, der Schmerz wäre schlimmer als der bei der Geburt ihrer Kinder.

Da der direkte Nachweis eines Steins mit dem Ultraschallgerät sehr schwierig ist, sieht sich der Arzt zunächst die Niere etwas genauer an. Meist kann man so den durch den Stein verursachten Harnaufstau entdecken. Zusammen mit den typischen Schmerzen wird die anfängliche Verdachtsdiagnose immer wahrscheinlicher.

Weniger hilfreich sind bei der Diagnosesicherung die Laborwerte. Zwar kann der Nierenwert im Blut, das *Kreatinin*, etwas erhöht sein, weil die Niere durch den Stau nicht richtig arbeiten kann, das ist allerdings nicht immer der Fall. Kreatinin ist ein Stoffwechselprodukt unserer Muskeln, welches über die Nieren ausgeschieden wird. Arbeiten die Nieren nicht richtig, steigt der Kreatininwert im Blut an und gibt so Aufschluss über die Nierenfunktion. Um das feststellen zu können, ist eine Blutentnahme mit nachfolgender Laboranalyse notwendig. Auch der Nachweis von Blut im Urin muss nicht immer positiv ausfallen. Zwar verursacht so ein Steinchen häufig kleine Verletzungen an der Schleimhaut, aber eben nicht immer.

Erinnern wir uns an die Patientin von vorhin mit der langen ärztlichen Vorgeschichte, bei der eine Computertomographie durchgeführt wurde. Dieses Verfahren hat sich mittlerweile zur Entdeckung von Harnsteinen durchgesetzt und liefert wichtige Informationen über die Lage und Größe des Steins, die wir Urologen dringend benötigen, um die geeignete Therapie zu empfehlen. Außerdem können in der Computertomographie auch andere Ursachen für die Beschwerden entdeckt werden, falls unsere Verdachtsdiagnose einmal danebenlag. Das kann selbst einem Urologen passieren.

So groß die Vielfalt der Steinarten, -lagen und -größen ist, so viele Möglichkeiten gibt es auch, diese loszuwerden. Nehmen wir den Stein unserer Patientin als erstes Beispiel. In der Computertomographie stellte sich heraus, dass er vier Millimeter groß war und es fast schon in die Blase geschafft hatte. Ihre Laborwerte zeigten keinerlei Auffälligkeiten und die Schmerzen waren noch im Rahmen. Weiterhin war der Ultraschallbefund unauffällig, insbesondere zeigte sich kein Harnstau, der die Niere schädigen könnte. Die Wahrscheinlichkeit, dass dieser kleine Quälgeist von allein in die Blase rutschen würde, war relativ groß. Zur Unterstützung gab es also ein entzündungshemmendes Schmerzmittel und ein Medikament, das entspannend auf den Harnleiter wirkt. Ist der Stein einmal in der Blase angelangt, schafft er es ohne weitere Probleme durch die Harnröhre ins Klo. Nicht verwechseln: Der Harnleiter befördert den Urin von der Niere in die Blase, der Transport von dort nach draußen ist dann Aufgabe der im Durchmesser viel größeren Harnröhre.

Sitzt der Stein weiter oben und ist etwas größer, hat der Patient zumeist auch stärkere Schmerzen und der Stein wird in einer kleinen Operation entfernt, meistens unter Vollnarkose. Mit einem Endoskop gelangt man dabei über Harnröhre und Blase in den Harnleiter. Neben einer kleinen Kamera haben diese Endoskope noch weitere Kanäle, hierüber werden die Steine mit einer Art

Mini-Köcher eingefangen und dann entfernt. Ist der Stein zu groß dafür, wird er zunächst mit einem Laser oder einer Zange etwas zerkleinert, bevor dann die Bruchstücke entfernt werden. Dieses Verfahren nennt sich *Ureterorenoskopie* und stellt eine Spiegelung des Harnleiters dar.

In manchen Fällen wird vor diesem Eingriff zunächst nur ein Silikonröhrchen in den Harnleiter gelegt, damit die Niere abfließen und sich erholen kann. Da der Harnleiter ein Muskel ist, der beim Urinabtransport ständig arbeitet, indem er sich wellenförmig wie eine Raupe zusammenzieht, sorgt solch ein Röhrchen auch dafür, dass der Harnleitermuskel erschlafft und sich so der Durchmesser des dünnen Harnleiters vergrößert. Das ist gerade vor schwierigen endoskopischen Operationen mit großen Steinen wichtig, um die Gefahr einer Verletzung zu minimieren.

Mittlerweile ist eine Spiegelung des Harnleiters das häufigste Verfahren, um die lästigen Steine loszuwerden. Manche lassen sich auch elegant von außen mit Stoßwellen zertrümmern, aber leider sind dafür nicht alle Steinarten geeignet. Bei einem anderen Verfahren wird die Niere von außen punktiert, um so an die Steine zu gelangen und den empfindlichen Harnleiter zu schonen. Nur noch in seltenen Fällen müssen Nierensteine bei einer offenen Schnittoperation entfernt werden.

Interessanterweise gibt es Jahreszeiten, während der in urologischen Operationssälen häufiger Nierensteine entfernt werden. Vor allem in den Sommermonaten, wenn im Verhältnis zur erhöhten Flüssigkeitsausscheidung durch Schwitzen zu wenig getrunken wird, haben sie Hochkonjunktur. Auch im Fastenmonat Ramadan kommt es aus diesem Grund vermehrt zum Auftreten von Steinen bei muslimischen Mitbürgern.

Falls Sie einmal von einem Urologen gebeten werden, durch ein Sieb zu pinkeln, halten Sie ihn nicht für verrückt. Das passiert als Erfolgskontrolle, damit man sehen kann, ob der Stein auch wirklich aus dem Körper entwischt ist. Viele Patienten sind dann überrascht, wie winzig ihr Gegner war – manche rechnen mit mindestens faustgroßen Brocken. Der Stein wird dann in ein Speziallabor geschickt, wo seine genaue Zusammensetzung analysiert wird, was auch mit Steinen geschieht, die operativ entfernt werden. Das ist wichtig, um spezielle Verhaltens- und Ernährungsregeln zu entwickeln, die eine neue Steinbildung verhindern sollen.

Was können Patienten – außer viel trinken – noch tun, um Harnsteinen vorzubeugen? Zunächst müssen sie ihren sozialen Status verbessern. Das klingt komisch, gilt aber leider für eine Menge Erkrankungen. Je schlechter der soziale Status, desto größer ist das Risiko für viele Erkrankungen, darunter auch Nierensteine. Steinreiche sind demnach eher steinarm. Die möglichen Ursachen für dieses Phänomen sind vielfältig, gehen aber neben einem weniger ausgeprägten Gesundheitsbewusstsein auch mit einem schlechteren Zugang zu Präventions- und Behandlungsmaßnahmen einher. Falls Sie an Ihrem sozialen Status gerade nichts ändern können, hilft es, auf schwarzen Tee, Kaffee, Schokolade und Nüsse zu verzichten.

Außerdem sollten Sie – wie könnte es anders sein – eventuell vorhandenes Übergewicht reduzieren, auf Ihren Fettstoffwechsel achten und den Blutdruck unter Kontrolle kriegen. Beim Thema Alkohol wird die Sache schwierig. Erstens wirkt er sich beispielsweise ungünstig auf den Blutdruck aus und zweitens trocknet er mit seiner harntreibenden Wirkung den Körper aus, was eine Steinbildung begünstigen kann. Zwar wurde bestimmt schon der ein oder andere Stein durch ein paar Bier erfolgreich ausgespült, allerdings bringt das dem Patienten wenig, wenn danach neue gebildet werden.

Auch wenn viele Nierensteine aus Calcium bestehen, wäre es falsch, auf Milchprodukte zu verzichten, da diese helfen können, den Steinen vorzubeugen. Denn neben dem Calcium bestehen die Steine zu wesentlichen Teilen aus Oxalat, einem Stoff, der in vielen Pflanzen vorkommt. Er wird über den Darm aufgenommen und mit dem Urin ausgeschieden. Das in Milchprodukten vorhandene Calcium verbindet sich nun schon im Darm mit dem Oxalat und verhindert so dessen übermäßige Aufnahme.

Zuletzt ist eine salzarme Ernährung mit wenig tierischen Eiweißen angeraten, die ist nebenbei auch noch gut für den Blutdruck. Zwar garantieren diese Maßnahmen kein steinfreies Leben, aber die Wahrscheinlichkeit, regelmäßig eine urologische Praxis aufsuchen zu müssen, oder aufgrund von Nierenkoliken die Notfallambulanz, wird verringert.

Wenn wir uns mit der Niere beschäftigen, müssen wir uns auch mit schlimmeren Dingen auseinandersetzen als kleinen und großen Steinen. Und wie so oft verursachen die erst einmal weniger Beschwerden als ein kleiner Stein.

Nierentumor

Der große Vorteil der Niere im Vergleich zu anderen Organen ist, dass es bei Verletzungen, starken Entzündungen oder Einschränkung durch Steine in den meisten Fällen noch ein zweites Exemplar gibt. Sollte eine Niere die Arbeit niederlegen oder entfernt werden müssen, springt die Gegenseite ein. Das kennen wir ja schon vom Hoden.

Der häufigste Grund für die Entfernung einer Niere ist ein bösartiger Tumor des Organs. Wieder stehen Rauchen, Übergewicht, Alkohol und eine erbliche Vorbelastung auf der Liste der Risikofaktoren für die Entwicklung eines Nierentumors weit oben. Männer sind dabei weitaus häufiger betroffen als das weibliche Geschlecht. Zwar ist ein Nierentumor eine eher seltene Angelegenheit, trotzdem erkranken von 100 000 Menschen in Deutschland acht Frauen und siebzehn Männer[9] – und das jedes Jahr. Das heißt, von ungefähr vier Millionen Zuschauern, die am Samstagabend gemütlich den *Musikantenstadl* schauen, werden tausend an einem Nierentumor erkranken. Gemeinsam haben *Musikantenstadl* und Nierentumor dabei die Zielgruppe der ungefähr 70-Jährigen, was allerdings keineswegs bedeutet, dass nicht auch mal ein 40-Jähriger einschaltet.

Und wie bemerkt man, dass ein Tumor in der Niere schlummert? In über 50 Prozent der Fälle merkt man selber gar nichts davon. Die meisten Nierentumore fallen eher zufällig auf, im Rahmen von Routineuntersuchungen, im Ultraschall oder bei einer Computertomographie, die wegen anderer Beschwerden durchgeführt wurde. Ist die Krebsgeschwulst der Niere bereits größer, können Blut im Urin, Flankenschmerzen oder eine tastbare Schwellung im seitlichen Oberbauch deutliche Anzeichen sein. Allgemeine Symptome bei Tumorerkrankungen, wie nächtliches Schwitzen, Gewichtsverlust oder Fieber, sollten immer abgeklärt werden.

Bei einem zufällig entdeckten Nierentumor führt der erste Weg des Patienten zumeist ins Krankenhaus. Früher wurde dann empfohlen, die komplette Niere über einen Schnitt in der Flanke zu entfernen. Da Nierentumore heutzutage meist viel kleiner sind, weil sie früher entdeckt werden und man gemerkt hat, dass dies den Tumor ebenso gut bekämpft, wird wenn möglich nur ein Teilstück der Niere entnommen. In Zeiten von stetig steigender Lebenserwartung der Bevölkerung und zunehmenden Erkrankungen wie Diabetes mellitus und Bluthochdruck, die sich nicht gerade förderlich auf die Nierenfunktion auswirken, ist es auch bei einer normal funktionierenden Niere auf der Gegenseite wichtig, die durch einen Nierentumor befallene Niere so gut es geht zu erhalten. Egal ob nun mit Schlüssellochtechnik oder offener Schnittoperation, es wird versucht, den Tumor wie ein faules Stück an einer Kartoffel herauszuschälen. Ist das faule Stück zu groß, kann es einfacher sein, ein Drittel der Kartoffel abzuschneiden oder sie direkt ganz zu entfernen. Hat man die faule Stelle entfernt, werden in manchen Fällen kleine Proben aus dem gesunden Teil entnommen und noch während der Operation zum Pathologen geschickt. Dieser kann dann sagen, ob der Tumor vollständig entfernt wurde. Nach einer vollständigen Entfernung eines Organs sind die Nierenwerte im Blut, zum Beispiel das Kreatinin, anfänglich etwas erhöht, im Laufe der Zeit wächst die andere Niere aber an ihrer Aufgabe, sie vergrößert sich und arbeitet für zwei.

Die folgende Zeit der Wundheilung nach solch einer Operation im Krankenhaus nutzt man meist für weitere diagnostische Maßnahmen, um auszuschließen, dass der Tumor gestreut hat. Auch wenn dies nicht der Fall ist, ist es wichtig, auch Jahre nach der Erkrankung regelmäßig zur Kontrolle zu gehen. Ebenfalls unter strenger Beobachtung steht die andere Niere und das verbliebene Nierengewebe. Es gab schon Patienten, die nach einem Eingriff an der anderen Niere einen weiteren Tumor entwickelt haben. Gerade dann macht sich das Verfahren der nierenerhaltenden Operation sehr bezahlt. Hat ein Nierentumor gestreut, sehen die Prognosen leider nicht mehr so gut aus, es stehen aber eine Reihe Medikamente zur Verfügung, die das Tumorwachstum verlangsamen können.

Vielleicht fragen Sie sich jetzt, was passiert, wenn beide Nieren von Tumoren befallen werden und es zu einem Nierenversagen kommt. Patienten mit solch einer Diagnose müssen dreimal in der Woche in eine Arztpraxis zur Dialyse, also Blutwäsche.

Niereninsuffizienz

An einer Niereninsuffizienz sind in den seltensten Fällen die bösen Urologen schuld, die eine oder beide Nieren entfernt haben. Zunächst gibt es die Unterscheidung eines akuten Nierenversagens von einem chronischen. Beim akuten Nierenversagen ist oft gar nicht die Niere das ausschlaggebende Organ. Im Rahmen von Herz-Kreislauf-Schwächen und Schocksituationen, zum Beispiel nach Unfällen, Operationen, Verbrennungen oder bei einer Sepsis, kommt es zu einer Minderversorgung der Niere mit Blut und somit zu einem akuten Versagen. Ist das Problem dahinter behoben, erholt sich die Niere oftmals wieder. Durch diese mehr oder weniger ausgeprägte zeitweilige Unterversorgung kann jedoch Nierengewebe geschädigt werden und im weiteren Verlauf zu einer Niereninsuffizienz führen. Auch Erkrankungen wie Diabetes oder Bluthochdruck können, wie schon erwähnt, die Niere schädigen, sodass im Endstadium der Niereninsuffizienz nur noch 15 Prozent der Niere arbeiten. Neben der fehlenden Flüssigkeitsausscheidung schaffen es die Nieren mit dieser geringen Leistung nicht mehr, unseren Körper zu entgiften, und schädliche Stoffe können sich im Körper ansammeln. Oftmals ist eine Niereninsuffizienz ein schleichender Prozess. Im besten Fall sind diese Patienten bereits bei einem Nephrologen in Behandlung, der entscheiden muss, wann die Nieren mit einer Maschine unterstützt oder sogar ersetzt werden müssen. Bei der Dialyse wird dabei das komplette Blut im Körper alle zwei bis drei Tage von Giftstoffen und überflüssigem Wasser befreit. Dieses Verfahren ist sehr aufwendig und dauert mehrere Stunden, während denen die betroffenen Patienten über eine große Kanüle mit der Dialyse-Maschine verbunden sind. Es gibt Frühstück, irgendwann Mittagessen, man unterhält sich mit demjenigen an der Nachbarmaschine, liest oder schaut fern. Über die Kanüle fließt das Blut in das Reinigungsgerät und wird anschließend in den Körper zurückgepumpt. Neben der zeitlichen und organisatorischen Belastung für Dialyse-Patienten steigt der Anteil der giftigen Substanzen im Körper an Tagen ohne Blutreinigung an, was auf Dauer schädlich ist. Führt man sich vor Augen, dass ein gesunder Körper an sieben Tagen 24 Stunden entgiftet wird, der eines Dialyse-Patienten jedoch nur dreimal pro Woche für fünf Stunden, ist das nicht verwunderlich.

Dabei kann es vorkommen, dass der Körper auf das rasche Abfallen von Stoffen nach der Dialyse mit Symptomen wie Kopfschmerzen und Übelkeit reagiert, selbst wenn es sich dabei um giftige Blutbestandteile handelt. Während der Blutwäsche kann es zu Kreislaufproblemen kommen – immerhin befindet sich eine nicht unerhebliche Menge an

Blut in der Maschine und deren Schlauchsystem. Zwar gibt es einige wenige Verfahren, die auch zu Hause und regelmäßiger durchgeführt werden können, der größte Teil der Betroffenen muss sich allerdings mehrmals die Woche in einer Spezialpraxis einfinden. Gerade in ländlichen Gebieten kommt dazu noch der Hin- und Rücktransport mit entsprechender zusätzlicher zeitlicher Belastung. Möchten Dialyse-Patienten in Urlaub fahren oder fliegen, gibt es immerhin spezielle Urlaubsziele mit angeschlossenen Dialyse-Praxen. Dieser Service wird sogar auf einigen Kreuzfahrten angeboten. So mancher gesunde Tourist wäre sicher auch froh, wenn er sich am Morgen nach einer Bordparty den Schnaps einfach aus dem Blut waschen könnte.

Ich habe einmal ein Paar kennengelernt, das sich auf solch einem Urlaub lieben lernte. Der Mann litt an einer vererbten Zystenerkrankung, aufgrund welcher die Nieren nicht mehr funktionierten, und bei der Frau waren Entzündungen der Nierenkörperchen, der Glomeruli, verantwortlich für die ständigen Blutwäschen. Alles begann in der Dialyse-Praxis der beiden, wo sie im selben Zyklus Woche für Woche nebeneinander an der Maschine lagen. Wegen ihrer Erkrankung waren beide von ihren ehemaligen Partnern getrennt oder geschieden. So entschlossen sie sich irgendwann zu einem gemeinsamen Kreuzfahrturlaub. Im Jahr darauf waren sie ein Paar und zwei Jahre später wurde geheiratet. Einige Zeit später lag die Frau allerdings wieder allein in der Praxis bei der Dialyse. Ihr Mann lag währenddessen zu Hause auf der Couch mit einer Neuen. Die Neue passte ganz hervorragend zu ihm und tat ihm sehr gut, verhinderte aber die Termine in der Dialyse-Praxis mit seiner Ehefrau. Die Neue war schlank, circa elf Zentimeter groß und hieß Ren. Sie hatte früher zu jemand anderem gehört, der tragischerweise bei einem Verkehrsunfall ums Leben gekommen war. *Ren* ist Lateinisch und bedeutet übersetzt »Niere«.

Nach diesem internistischen Ausflug zu Niereninsuffizienz und Dialyse wollen wir uns wieder urologischen Themen widmen. Die Rede ist natürlich nicht von einer neuen Geliebten, sondern von einer frischen, funktionstüchtigen Niere.

Nierentransplantation

Im vorigen Abschnitt war die Rede von den endlosen Stunden, die ein Dialyse-Patient an der lebenswichtigen Maschine verbringen muss. Gegen das jahrelange Warten auf ein Spenderorgan sind diese Stunden jedoch um einiges kürzer. Einige Patienten haben in dieser Wartezeit womöglich schon über den Kauf einer Niere auf dem Schwarzmarkt nachgedacht. Wenige haben es dann auch getan. Ein paar Klicks im Internet genügen und man gelangt zu dubiosen Seiten, auf denen Organe zum Kauf angeboten werden. Die Preise schwanken stark, abhängig vom gewünschten Organ und dem Land der Transplantation. Grob überschlagen sollte man für eine neue Niere 100 000 Euro parat haben, am besten in bar. Vom Flug über die eigentliche Operation bis zur Versorgung im Krankenhaus ist dann alles inklusive. Die illegale Niere ist natürlich mit im Paket. Für den Spender gestaltet sich das Geschäft weitaus weniger lukrativ. In der Regel werden vierstellige Dollar-Beträge für eine Niere bezahlt, wenn die Spender überhaupt etwas dafür bekommen. Teilweise verdrängen reiche ausländische Patienten sogar die einheimische Bevölkerung von der landeseigenen Warteliste für Organtransplantationen. Seit 1997 ist es deshalb in Deutschland verboten, sich im Ausland Organe transplantieren zu lassen. Wird man erwischt, drohen Gefängnisstrafen bis zu fünf Jahren.

Der gesetzlich und moralisch erlaubte Weg, um an eine neue Niere zu kommen, ist hierzulande die Lebendspende eines Organs von Verwandten, Lebenspartnern oder engen Vertrauten. Vor solch einer Lebendspende wird der gesundheitliche Zustand des Spenders genauestens kontrolliert sowie dessen Verhältnis zum Empfänger von einem Ethik-Rat geprüft. Ziel ist es, finanzielle Motive oder Zwangsspenden auszuschließen. Bevor das geschieht, wird aber zunächst getestet, ob Spenderniere und Empfängerkörper zueinander passen. In Zeiten von verbesserten Medikamenten, die nach solch einer Transplantation das Immunsystem unterdrücken, um eine Organabstoßung zu vermeiden, wird diese Frage allerdings zunehmend unwichtiger. Ist die Operation gut verlaufen, hat der Nierenspender übrigens dieselbe Lebenserwartung wie die Normalbevölkerung. Natürlich werden die Spender medizinisch überwacht und bestimmt achten sie in den meisten Fällen mehr auf ihre Gesundheit. Vielleicht ist es auch das gute Gewissen, das die fehlende Niere kompensiert.

Hat man keinen passenden oder willigen Spender in der Familie oder im engen Freundeskreis, heißt es warten. Auf rund 8000 wartende Dialyse-Patienten kommen circa 1500 Spendernieren. Dabei ist die Warteliste nach einem ausgeklügelten Punktesystem aufgebaut. In dieses Punktesystem fließen Faktoren wie Alter, Gesundheitszustand und Wartedauer ein. Weitere Punkte gibt es dafür, wie gut ein Organ zum Empfänger passt. Um flexibler auf sehr dringende Notsituationen reagieren zu können, zum Beispiel wenn ein Kind dringend eine Niere braucht, und um die Passgenauigkeit der Spenderniere zu verbessern, wird die Vergabe durch eine Organisation namens Eurotransplant geregelt, in der sich mehrere europäische Länder zusammengeschlossen haben. Da in den verschiedenen Ländern jedoch unterschiedlich viele Organe gespendet werden, spielt es im Punktesystem auch eine Rolle, aus welchem Land man stammt.

Irgendwann kommt also hoffentlich der Anruf, dass ein geeignetes Organ gefunden wurde. Dann macht man sich auf den Weg in die Transplantationsklinik und wacht am nächsten Tag mit einer neuen Niere auf. Die geschädigte Niere lässt man dabei an Ort und Stelle, meistens funktioniert sie einfach nicht richtig, macht sonst aber keinerlei Probleme. Und wo kommt dann die neue Niere hin? Die findet ein gemütliches Plätzchen im Becken – geschützt von den Beckenknochen und an die dortige Blutversorgung angeschlossen. Und der Harnleiter hat es von da auch nicht so weit zur Blase.

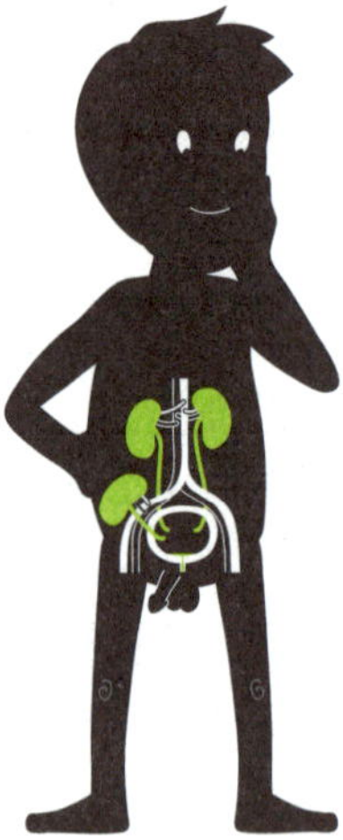

Damit der Körper das fremde Organ nicht abstößt, müssen Patienten nach einer Transplantation lebenslang Medikamente schlucken, die das Immunsystem unterdrücken – außer die Niere stammt von einem eineiigen Zwilling. Wünschenswert wäre es, wenn man die lange Wartezeit bis zu einer Operation verkürzen könnte. Möglich wäre dies durch mehr Organspenden, deren Anzahl nach dem Skandal von 2012 allerdings nicht gerade auf dem Höhepunkt ist. Damals wurden in verschiedenen Zentren teilweise falsche Angaben gemacht, um die Chancen im vorhin beschriebenen Punktesystem zu steigern. Auch wenn nicht unbedingt finanzielle Aspekte dahintersteckten, ist das eine Riesensauerei. Der Rückgang der Spendebereitschaft schadet dabei in erster Linie allen Patienten. Sieht man sich unser Nachbarland Österreich an, so gibt es dort weitaus mehr Organspender. Grund dafür ist ein Gesetz, dem zufolge man eine Organspende aktiv verneinen und nicht wie bei uns extra erlauben muss. So warten Patienten dort teilweise weniger als zwei Jahre auf eine Nierentransplantation. Meiner Meinung nach wäre das ein tolles Gesetz für Deutschland.

Pyelonephritis

Manchmal mache ich mir Sorgen, dass ich mit der Überschrift der kleinen Unterkapitel die ganze Spannung herausnehme. Da bietet es sich an, den griechischen oder lateinischen Namen zu benutzen, und Sie können etwas mitraten. Vielleicht wissen Sie ja auch schon, wovon hier die Rede ist? Dann haben Sie wahrscheinlich schon einmal an dieser Krankheit gelitten – oder sind einfach schlau.

Übersetzen wir also: Das Wort *Pyelo* steht für Becken, *-nephr* für Niere und *-itis* für Entzündung. Beckennierenentzündung? Gemeint ist damit eine Krankheit, die vor allem Frauen betrifft: die Nierenbeckenentzündung, und nicht etwa die Entzündung einer transplantierten Niere.

Im Nierenbecken sammelt sich der Urin aus der Niere und wird dann in den Harnleiter weitertransportiert. Es kann vorkommen, dass sich die Bakterien, die eine Blasenentzündung hervorrufen, bis in das Nierenbecken hocharbeiten und dort festsetzen. Da meistens Frauen oder Mädchen von Blasenentzündungen betroffen sind, kommt es bei ihnen auch häufiger zu einer aufsteigenden Entzündung des Nierenbeckens. Im Gegensatz zur lästig brennenden Entzündung der Blase gesellen sich dann meist noch Fieber, Schmerzen in der Flanke, allgemeine Abgeschlagenheit sowie Übelkeit und Erbrechen dazu. Haben Sie solche Symptome, sollten Sie schleunigst in einer Notfallambulanz vorstellig werden. Dort werden die Blutwerte kontrolliert und im schlimmsten Fall ist ein stationärer Aufenthalt mit Gabe eines Antibiotikums und Flüssigkeit über Infusionen notwendig. Hat sich der Zustand nach ein paar Tagen gebessert, kann man das Krankenhaus meist verlassen und von Infusionen mit Antibiotikum auf Tabletten umstellen. So eine Entzündung ist nicht dramatisch, sollte aber auch nicht auf die leichte Schulter genommen und vor allem rechtzeitig erkannt und behandelt werden. Kommt es wiederholt zu Nierenbeckenentzündungen, muss nach den Auslösern gefahndet werden. Neben einer Blasenentzündung können auch Nierensteine oder anatomische Fehler im Harnleiter die Ursache sein. Vorsicht ist vor allem bei älteren Menschen geboten, bei denen die Symptome oft etwas unspezifischer sind und eine starke Entzündung daher häufig erst durch hohes Fieber und Abgeschlagenheit auffällt. Da ihr Immunsystem oft schlechter arbeitet, ist schnelles Handeln noch wichtiger.

Noch ein kleiner Tipp zum Schluss: Bitte keine Wärmflasche auf die schmerzende Flanke legen. Bakterien mögen das und können sich so schneller vermehren. Lieber wie immer viel trinken, um die lästigen Bakterien fortzuspülen.

MERKZETTEL

* Wenn Sie eine Nierenbeckenentzündung haben: Bitte keine Wärmflasche drauflegen.
* Viel trinken hilft am besten, um Nierensteinen vorzubeugen.
* Für die Funktionsfähigkeit der Niere ist der Internist zuständig, für alles andere der Urologe.
* Mit einer Niere kann man sehr gut leben.
* Man kann sich eine Niere im Internet kaufen – bitte lassen Sie das!
* Urin ist gelb aufgrund von Abbauprodukten des Blutes (ein Bluterguss wird ja auch irgendwann gelb).

DIE PROSTATA

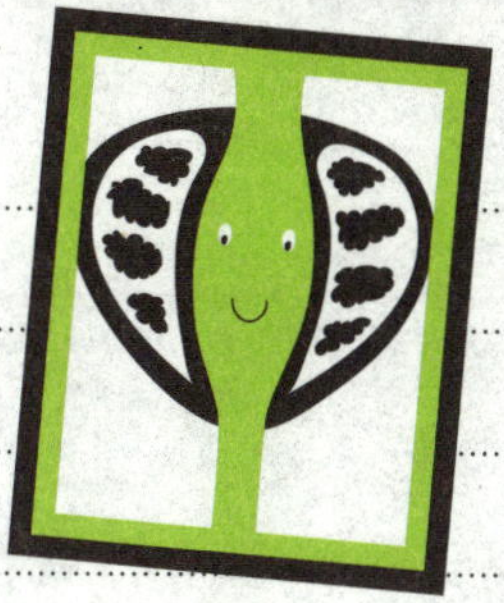

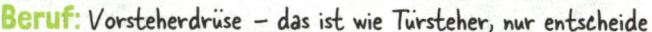

Name: Prostata

Maße: je nach Kampfgewicht

Farbe: weiß bis beige

Gewicht: 20–300 g

Beruf: Vorsteherdrüse – das ist wie Türsteher, nur entscheide ich, was raus darf.

Hobbys: Hafenrundfahrten, kleine und große

Lieblingsessen: Tomaten, Granatapfel- und Kürbiskerne

Familienstand: Überzeugter Single

Beste Freunde: Hassliebe mit dem Arztfinger

Mag ich nicht so: KKK: Keime, Krebs und Katheter

Lieblingslied: Finger on the Trigger

Motto: Tausendmal berührt, tausendmal ist nichts passiert …

Abhängig von Ihrem Alter ist die Prostata für Sie vielleicht noch nicht zum Problem geworden, oder Sie besitzen geschlechtsbedingt gar keine. Aber sicher kennen Sie Personen, die dieses Organ besitzen, und es interessiert Sie vielleicht, mehr darüber zu erfahren. Als Ehefrau werden Sie sich später vielleicht einmal so fühlen, als hätten Sie selbst eine Prostata, wenn der Gatte dreimal in der Nacht aufsteht und zur Toilette muss. Als Sohn oder Vertreter des männlichen Geschlechts im Allgemeinen kann es nie zu früh sein, sich mit dem Thema zu beschäftigen.

Die Prostata trägt sicher die Hauptschuld daran, warum man als junger Urologe auf Partys beim Thema Beruf eher schief angeschaut wird. Und bei der Zielgruppe, also Männern um die fünfzig? Die sammeln zwar erste Erfahrungen auf dem Gebiet, aber da kann noch so laut mit »Prost-ata« in der Kneipe angestoßen werden und ehrfürchtig von der letzten »Hafenrundfahrt« erzählt werden: Die Prostata, im Deutschen Vorsteherdrüse genannt, bleibt das zugleich prominenteste wie auch mysteriöseste Organ in der Urologie. Klar, das Herz pumpt Blut, die Lunge atmet, Niere und Blase machen irgendwas mit Urin und das Gehirn steuert alles. Aber was zum Teufel macht eigentlich die Prostata?

Die für mich sinnvollste Aufklärung der Allgemeinbevölkerung hinsichtlich der Prostata liegt wohl in der

Unterscheidung zwischen einer gutartig vergrößerten Prostata und dem bösartigen Prostatakrebs. Bis sie im Alter Probleme bereitet, merken die meisten Männer nichts von der Existenz des Organs im Inneren des Beckens. Kommt es später vor, dass die Prostata sich bemerkbar macht, ob durch Entzündungen, Vergrößerungen oder Tumore, kann sie nicht so einfach entfernt werden wie der Blinddarm oder die Gallenblase. Grund dafür ist ihre etwas komplizierte anatomische Lage mit direkter Beziehung zum darunterliegenden Schließmuskel, der für die Harnkontinenz zuständig ist, und zu den Nervenfasern, die für die Erektionsfähigkeit des Penis verantwortlich sind, sowie ihre Nähe zum Enddarm, worüber sie immerhin tastbar ist.

Schon Leonardo da Vinci – Allround-Genie und begeisterter Anatom – verzweifelte wohl an der Prostata, denn in seinen anatomischen Beschreibungen ließ er sie einfach aus, obwohl sie garantiert auch bei den Männern im 15. und 16. Jahrhundert vorhanden war und ihnen ab und an Probleme bereitete.[10] Lustigerweise heißt heute der verbreitetste Prostata-Operationsroboter *Da Vinci* – keine Sorge, der kennt sich besser mit der Prostata aus als sein Namensgeber. Dazu später mehr. Versuchen wir gemeinsam das zu schaffen, woran Leonardo da Vinci gescheitert ist: die Prostata zu verstehen.

Zunächst müssen wir die Lage der Prostata genauer betrachten. Dafür basteln wir uns eine Prostata samt Blase und Harnröhre aus Alltagsgegenständen. Für die Prostata nehmen wir eine Mandarine. Diese verdeutlicht den Aufbau der Prostata mit härterer Schale, weichem Innenteil und ganz wichtig: dem Kanal in der Mitte. Oben und unten nehmen wir etwas Schale weg, sodass man einen Strohhalm durch das Innere der Mandarine stecken kann, dort, wo immer dieser weiße Strunk sitzt. Nun binden wir am unteren Ende der Mandarine ein Gummiband fest um den Strohhalm. Am oberen Ende befestigen wir einen mit Wasser gefüllten Luftballon und verbinden diesen mit dem Strohhalm. Das geht in der Realität sicher nicht so einfach, aber es soll ja auch nur ein Gedankenexperiment sein. Jetzt haben wir also oben die Blase (Luftballon), die mit der Harnröhre (Strohhalm) verbunden ist, um welche sich kurz unterhalb der Blase die Prostata (Mandarine) legt. Das feste Gummiband unten stellt den Schließmuskel dar. Lösen wir diesen, läuft das Wasser aus der Blase durch den Strohhalm und die Prostata/Mandarine hindurch ins Freie.

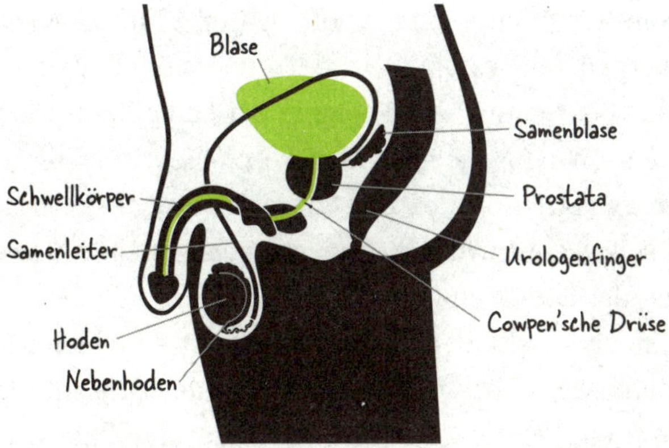

Würde man etwas oberhalb der Mandarine links und rechts jeweils einen Miniballon anbringen, hätten wir noch die Samenblasen mit im Spiel. Diese speichern in einem Reservoir nicht etwa den Samen, sondern eine Art Lunchpaket, welches den Spermien beim Samenerguss mit auf den Weg gegeben wird und sie auf dem langen Weg zur Eizelle ernährt. Ich weiß, das ist wirklich alles sehr kompliziert, aber wie schon erwähnt, am Ende können Sie sagen, mehr verstanden zu haben als Leonardo da Vinci. Nachdem wir nun grob die Lage skizziert haben, kommen wir zur Funktion des Organs.

In der Prostata wird, ähnlich wie in den Samenblasen, ein Sekret erzeugt, welches dem Samen beigesteuert wird. Weiterhin besteht die Prostata aus Muskelgewebe, das sich beim Orgasmus zusammenzieht und für das Ausstoßen des Ejakulats eine wichtige Rolle spielt. Das Prostatasekret ist essentiell für die Spermien und sorgt dafür, dass sie überhaupt befruchtungsfähig sind. Neben Mineralien wie Zink oder Cholesterin, enthält es auch ein Enzym namens PSA (Prostata-spezifisches Antigen), welches das Sperma schön flüssig und gleitfähig hält. Dieses PSA kann auch zu geringen Anteilen im Blut nachgewiesen werden und es spielt in der Prostatakrebs-Vorsorge und der Beurteilung der Therapie bei einer Krebserkrankung eine wichtige Rolle. Dazu kommen wir später. Ein weiterer Inhaltsstoff des Prostatasekrets ist das *Spermin*, seinerseits verantwortlich für eine ausreichende Beweglichkeit der Spermien.

Ich denke, es ist bereits an der Zeit für eine kleine Zusammenfassung, bevor Sie noch vor lauter Drüsen, Mandarinen und Prostatae (so lautet der korrekte Plural) den Überblick verlieren:

Kommt es zu einem Samenerguss, ziehen sich die Muskeln im Nebenhoden und Samenleiter zusammen und transportieren die Spermien durch den Samenleiter in Richtung des von der Prostata umschlossenen Teils der Harnröhre. Die Samenblasen geben ebenfalls ihr Sekret dazu und nutzen zusammen mit dem Samenleiter einen gemeinsamen Weg zur Harnröhre – das *Spritzkanälchen*.

Zuletzt steuert die Prostata nun durch Muskelkontraktion ihr Sekret hinzu. In der *prostatischen Harnröhre,* das ist unser Strohhalmstück, das durch die Mandarine führt, kommt alles zusammen. Gleichzeitig zieht sich der Hals des Luftballons etwas zusammen, damit die Samenflüssigkeit den Weg nach draußen nimmt und nicht den kürzeren Weg in die Blase. Während dieses Prozesses ist das Gummiband, also unser Schließmuskel, entspannt. Sonst wäre an dieser Stelle bereits Schluss für das Ejakulat. Rhythmische Bewegungen der Beckenbodenmuskulatur und der Schwellkörper sorgen für einen Weitertransport des Ejakulats und zu guter Letzt für dessen Ausstoß. Über die genaue Geschwindigkeit gibt es wenig präzise Informationen, aber man dürfte sich in diesem Tempo auf alle Fälle noch innerhalb einer Ortschaft fortbewegen. Aus dem ersten Kapitel wissen wir ja, wie man die Ejakulation auf Turbo bringen kann, indem der Beckenboden trainiert wird. So klein die Aufgabe der Prostata also eigentlich ist, umso wichtiger ist sie für die Fortpflanzung.

Neben der Prostata gibt es noch eine weitere Drüse im männlichen Unterleib, die nicht unerwähnt bleiben kann. Sie ist ein kleines Stückchen unterhalb der Prostata ebenfalls in der Nähe der Harnröhre gelegen und kann über einen winzigen Kanal ein Sekret an diese abgeben. Das Prinzip kennen wir ja jetzt schon. Ihr Name lautet nach einem englischen Anatom *Cowper'sche Drüse.* Aufgabe ihres Sekrets ist es, die Harnröhre für den späteren Samenerguss mit einem Schmierfilm auszukleiden und sie zu reinigen. Wir alle kennen das Produkt dieser Drüse als Lusttropfen, der bei sexueller Erregung noch vor dem Orgasmus an der Penisspitze erscheint und neben den bereits genannten Zwecken noch als natürliches Gleitmittel fungiert. Spermien enthält das Sekret dieser Drüse nicht, allerdings können sich in der Harnröhre noch Spermien eines vorherigen Samenergusses befinden und so in den Lusttropfen gelangen. Mit einer der Gründe, warum der *Coitus interruptus* keine sichere Verhütungsmethode ist. Lieber also dem besten Stück gleich ein Mützchen aufsetzen, bevor es anfängt zu tropfen.

Manche wollen das mit dem Mützchenaufsetzen allerdings unbedingt vermeiden und versuchen es mit dem sogenannten *Sächsischen Griff*. Dieser funktioniert wie folgt: Drückt man kurz vor dem Orgasmus auf den Muskel um die Harnröhre im Bereich zwischen Hodensack und Anus, wo die Harnröhre direkt unterhalb der Prostata liegt, wird diese abgedrückt und das Sperma nimmt den Weg des geringeren Widerstands in die Blase. Denn der drückende Finger verschließt besser als der Blasenhals. Manche Männer behaupten sogar, durch Anspannung bestimmter Muskeln am Beckenboden das Spritzkanälchen gezielt blockieren zu können, was zum einen den Erguss des Samens verhindern soll und gleichzeitig durch die gesparte Energie einen schnelleren erneuten Lustgewinn des Mannes bewirken soll. Das dafür notwendige Beckenbodentraining kann aus urologischer Sicht natürlich nicht schaden, als Verhütungsmethode würde ich mich aber nicht auf diese Methode verlassen, wenn sie überhaupt funktioniert.

Bevor wir uns Erkrankungen der Prostata widmen und da wir bereits beim Thema Lust angelangt sind, gilt es noch zu erwähnen, dass die Prostata auch als männliches Pendant zum G-Punkt gehandelt wird. Durch leichte Massage und Stimulation der Vorsteherdrüse über den After kann es zu orgasmusähnlichen Gefühlen kommen bis hin zum Samenerguss, vergleichbar mit den klitoralen Orgasmen bei Frauen. In der Tierzucht stimuliert man die Prostata von Bullen und Nashörnern zum Beispiel mit der Hand und Stromstößen über den Enddarm, um Sperma zu gewinnen. Hey – wieder ein schlechterer Job als der des Urologen. Bis zum Orgasmus ist in meiner Sprechstunde noch keiner gekommen, es gibt allerdings immer mal wieder Patienten, denen die Untersuchung der Prostata nicht unangenehm erscheint. Das wollen wir uns einmal genauer anschauen.

DRU

Diese drei kleinen Buchstaben stehen in der Urologie für das Abtasten der Prostata mit dem Finger und somit für die am häufigsten mit unserem Fachgebiet assoziierte Untersuchung. Warum sie im Volksmund auch Hafenrundfahrt genannt wird, habe ich leider noch nicht herausgefunden. Ich bin allerdings großer Fan von jeder Bootsfahrt, egal ob auf dem Rhein oder in Hamburg. Passt das wenigstens zum Beruf. Von Vorteil ist auch, dass man sein Handwerkszeug immer dabeihat. In der Kardiologie muss ständig ein Stethoskop mitgeschleppt werden und dem Neurologen liegt der Reflexhammer schwer in der Tasche, solche Probleme hat der Urologe nicht. Der Zeigefinger ist immer dabei. Wörtlich stehen die drei Buchstaben für eine *digitale rektale Untersuchung*, also das Abtasten der Prostata über den Enddarm mit dem Finger. Zu ertasten gilt es dabei einen möglichen bösartigen Tumor am Organ. Weiterhin kann so grob die Größe des Organs abgeschätzt werden und andere, fachfremde

Erkrankungen am Enddarm können erkannt werden, beispielsweise Hämorrhoiden.

Die Prostata sollte sich dabei leicht elastisch anfühlen, so wie der Daumenballen unserer Handinnenfläche. Übrigens: Mit dem Daumenballen als Hilfe lässt sich auch super der Garzustand eines Steaks ermitteln. Fühlt sich das Steak an wie ein Daumenballen, wenn der Daumen an den Zeigefinger gedrückt ist, ist es noch blutig. Daumen gegen Mittelfinger bedeutet »medium rare«; paaren sich Daumen und Ringfinger, fühlt sich der Daumenballen an wie ein medium gebratenes Steak, und berührt der Daumen den kleinen Finger, kommen wir in den Schuhsohlenbereich. Die gesunde Prostata sollte sich also ungefähr so prall-elastisch anfühlen wie ein Medium-Steak.

Bei der Durchführung dieser Untersuchung kann sich der Patient entweder seitlich auf eine Liege legen oder sich im Stehen nach vorne beugen und dabei besser an Stuhl oder Liege abstützen. Der Untersuchende sollte seine Hand mit einem Handschuh schützen. Ein Tierarztmodell bis zu den Schultern, wie bei der Gewinnung von Bullensamen, ist dabei nicht vonnöten. So etwas könnte beim Patienten gar Skepsis oder im schlimmsten Fall Panik erzeugen. Und Witze über Urologen, die beim Abtasten auf den Handschuh verzichten, um ein besseres Gefühl für das Organ zu bekommen, machen sich mittags in der Kantine beim Austausch mit anderen Fachabteilungen immer gut. Zur Pointe gehört es, kurz darauf eine Pommes vom Teller des Nachbarn zu stibitzen. Profis benetzen zuvor den Finger mit etwas Bratensoße. Aber zurück zur Patientensicht.

Hier gibt es die verschiedensten Möglichkeiten, sich dieser Untersuchung zu stellen. Manch einer hat noch nie im Leben von einer DRU gehört und muss etwas überredet werden, beugt sich dann aber doch – nach vorn. Und es gibt »alte Hasen« in puncto DRU und Urologie, die noch vor der Begrüßung in perfekter Stellung mit entblößtem Gesäß auf der Liege liegen. Auch beim Schmerzempfinden gibt es unterschiedliche Wahrnehmungen. Ich sage immer: Angenehm ist anders, aber schlimm ist es auch nicht. Und das gilt für beide Seiten. Bevor der Finger eingeführt wird, sollte dieser mit etwas Gleitmittel versehen werden und der Patient kurz gewarnt werden, dass es losgeht. Die Verrenkungen, die man beim Abtasten teilweise vollführen muss, bekommt der Patient zum Glück nicht mit, denn mit ärztlicher Souveränität hat das wenig zu tun. Die Akrobatik ist nötig, um den größtmöglichen Teil der Prostata abzutasten. Schaut man sich die Abbildung des männlichen Unterleibs an (Seite 195), und besonders die exakte Lage der Prostata in ihrer Beziehung zum Enddarm, ist es eigentlich unmöglich, die komplette Prostata über diesen Weg abzutasten. Auch das Ermitteln der exakten Größe, die Einfluss auf die Wahl einer Therapie hat, ist kaum möglich. Ertasten kann man eventuelle Verhärtungen, die durch einen Tumor erzeugt werden, wenn diese in das abtastbare Gebiet fallen. Abszesse und Entzündungen lassen sich ebenfalls erfühlen, hierbei zeigt sich das Prostatagewebe dann eher teigig. Wichtig ist noch, dass die Prostata leicht verschiebbar zum Enddarm ist, denn haftet sie daran, kann dies ein Zeichen für Entzündungen oder Tumore sein.

Um die Prostata aussagekräftiger untersuchen zu können, ist es oft nötig, einen Ultraschallstab in den Enddarm einzuführen. Dieses Procedere ist noch ein bisschen unangenehmer als das Abtasten mit dem Finger und wird nicht von den Hausärzten praktiziert, sondern in einer urologischen Praxis oder Klinik. Bevor man eine DRU oder eine Ultraschalluntersuchung durchführt, sollte allerdings Blut abgenommen werden, falls der Patient Auskunft über die nächsten drei Buchstaben wünscht:

PSA

DRU, PSA, ihr könnt mich mal
MfG, mit freundlichen Grüßen…

So, oder so ähnlich, sangen ja bereits die Fantastischen Vier und das denken sich sicher auch viele Patienten. Das prostataspezifische Antigen ist ja, wie wir bereits wissen, für die Verflüssigung des Spermas zuständig. Andere Drüsen, wie die Speicheldrüsen, produzieren es ebenfalls, allerdings nur zu einem sehr kleinen Anteil. Im Blut kann man messen, wie viel PSA im Körper vorhanden ist, ein Wert von bis zu vier Nanogramm pro Milliliter Blut gilt dabei als normal. Wird nun vor einer Blutentnahme die Prostata abgetastet oder mit dem Ultraschallgerät untersucht, wird das PSA aus der Prostata in die Blutbahn massiert und es kommen am Ende zu hohe Wert heraus. Ebenso kann eine ausgedehnte Radtour zu einer unfreiwilligen Massage der Prostata und einer resultierenden Erhöhung des PSA-Wertes führen.

Allgemein wird Männern ab dem 45. Lebensjahr empfohlen, jährlich einen PSA-Test im Rahmen einer Vorsorgeuntersuchung durchführen zu lassen. Kam es in der Familie bereits gehäuft zu Prostatakrebs, sollte damit bereits ab dem 40. Lebensjahr begonnen werden. Wie steht der PSA-Wert nun in Zusammenhang mit Prostatakrebs?

Das ist ein bisschen kompliziert, wir beschäftigen uns damit noch genauer, wenn wir beim Thema Krebs angelangt sind. Generell kann der PSA-Wert bei gutartigen und bösartigen Erkrankungen der Prostata erhöht sein. Sicher hat ein PSA-Test schon Leben gerettet, aber es kann auch sein, dass dem Patienten durch eventuell unnötige Operationen geschadet wird. Dabei ist es ein wesentlicher Unterschied, ob ich einen 50- oder 80-jährigen Patienten mit erhöhten Werten vor mir sitzen habe. Ich möchte damit keineswegs sagen, dass der 80-Jährige keine Therapie verdient hat, sondern dass ihm diese vielleicht mehr Schaden als Nutzen bringt. Andererseits könnte zu langes Abwarten dem 50-jährigen Patienten schaden. Eine kombinierte Vorsorge mit regelmäßiger Untersuchung der Prostata samt Tasten und PSA-Untersuchung unter Einbezug des Patientenalters und etwaiger anderer Erkrankungen ist kein schlechter Weg. Diesen Weg kann jeder individuell mit seinem Urologen gestalten. Der fungiert dabei im besten Falle als Navi und gibt den Weg vor – allerdings sitzen Sie selbst am Steuer. Schnellste Route, kürzeste Route, Panoramaroute, Fahrrad, Auto, Zug – wie bei einem Navigationssystem gibt es viele verschiedene Möglichkeiten. Das gilt genauso für die Therapie, dazu kommen wir später noch. Erst wollen wir klären, was passiert, wenn sich die Prostata vergrößert, ohne dass eine bösartige Erkrankung dahintersteckt.

Eine Prostata, groß wie eine Orange

Erinnern wir uns an die Mandarine mit dem Strohhalm. Mit zunehmendem Alter ist es relativ normal, dass die Prostata größer wird. Das liegt am jahrelangen Einfluss des Testosterons, das für eine vermehrte Teilung der Zellen sorgt. Die Prostata fungiert dabei nicht wie ein aufgeblasener Ballon und vergrößert sich gleichmäßig, vielmehr gibt es verschiedene Zonen, in denen sich kleine Wachstumsknoten bilden. Diese Wachstumszonen sind vor allem im Zentrum der Prostata vorhanden, also in dem Teil, wo auch die Harnröhre verläuft. Wächst die Prostata nun, kann es vorkommen, dass sie daraufdrückt. Eine Prostata, die normalerweise ungefähr so groß ist wie eine Kastanie (das mit der Mandarine war nur ein schönes Beispiel wegen des Kanals in der Mitte), kann es durch eine gutartige Vergrößerung schon mal auf die Größe einer Orange oder Grapefruit bringen. Dazwischen war sie dann wirklich so groß wie eine Mandarine. Man kann sich vorstellen, dass diese Vergrößerung Probleme bereiten kann.

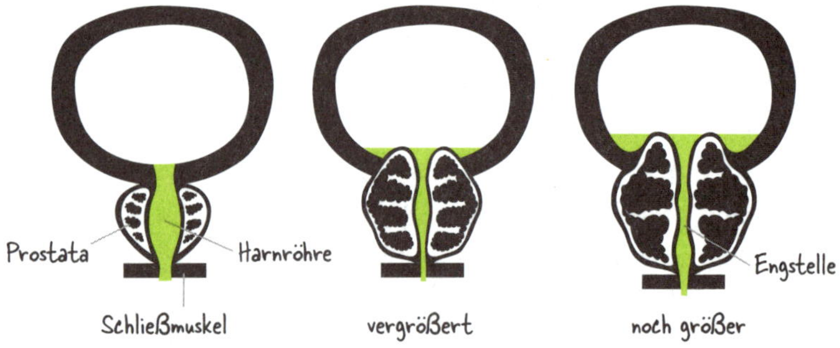

Das ist der Fall, sobald die Harnröhre eingeengt wird. Es gab schon Patienten mit einer riesigen Prostata, die überhaupt keine Beschwerden hatten, und solche mit kleinen Vorsteherdrüsen, die sehr litten. Der eine hat eben Glück, dass die Vergrößerung nach außen passiert, wo sie weniger stört, beim anderen kommt es relativ schnell zur Einengung der Harnröhre. Typische Beschwerden bei einer solchen verlegten Harnröhre ist dann zum Beispiel eine längere Wartezeit, bis das Wasserlassen starten kann. *Initiale Hemmung* nennen wir das. Wenn der Strahl dann einmal läuft, ist er in seiner Stärke nicht mehr mit dem von früher zu vergleichen. Es kann auch zu einem Stottern kommen, der Strahl bricht also während des Wasserlassens ab. Seinen Namen in den Schnee zu pinkeln, ist damit meistens nicht mehr möglich. Teilweise wäre sogar ein richtiger Strahl für Betroffene ein Grund zum Jubeln, denn in sehr ausgeprägten Fällen tröpfelt es nur noch vor sich hin. Auch die Unterhose kann durch lästiges Nachtröpfeln in Mitleidenschaft gezogen werden. Dabei kann es wieder helfen, die Schwellkörpermuskeln zu stärken: anspannen, lockern, anspannen, lockern…

Jedoch werden nicht nur Kleidungsstücke in Mitleidenschaft gezogen, sondern auch die Blase. Sie muss ständig mit einem erhöhten Druck arbeiten. Zwar baut sie dafür eine dickere Muskelschicht auf, die man im Ultraschall gut bewundern und so das Krankheitsbild abschätzen kann, zugleich verliert sie jedoch an Elastizität. Ein bisschen wie die aufgepumpten Bodybuilder. Sehr gelenkig sehen die ja auch nicht gerade aus. Durch den erhöhten Druck und das geänderte Verhältnis von Elastizität und Muskel arbeitet die Blase nicht mehr so kontrolliert wie früher. Kann man ihr eigentlich nicht verübeln, der Großteil der Bevölkerung arbeitet schließlich ebenfalls nicht so gerne unter großem Druck und wird dann leicht unkonzentriert. So bleibt beispielsweise bei betroffenen Personen ein gewisser Teil des Urins in der Blase zurück, sie wird einfach nicht vollständig leer – Restharn nennt sich das.

Die fehlende Elastizität der Blase und den Restharn spüren die Patienten dann in Form von ständigem Harndrang, selbst wenn die Blase noch gar nicht vollständig gefüllt ist. Dass Werbetafeln für Prostatamittelchen über vielen Raststättentoiletten hängen, ist also keine schlechte Strategie. Warum aber dort ebenfalls gerne Werbung für Kamine angebracht ist, verstehe ich bis heute nicht. Über Leserbriefe von Leuten aus der werbenden Kaminbranche wäre ich außerordentlich dankbar.

Neben einer erschwerten Tages- und besonders Reiseplanung bereitet der häufige Harndrang vor allem nachts Beschwerden. Dreimal aufstehen ist dabei keine Seltenheit und quält Patient und Partner. Förderlich ist es da natürlich nicht, wenn vor dem Zubettgehen noch zwei Liter Bier getrunken werden. Häufiges nächtliches Wasserlassen muss dabei nicht unbedingt urologische Ursachen haben. Wir hatten ja schon das Thema mit dem Wasser, welches sich im Gewebe ansammelt, wenn das Herz nicht mehr richtig pumpt und den Hoden anschwellen lässt. Begibt man sich nun nachts in die Waagerechte, läuft das Wasser aus den Beinen zurück in den Körperkreislauf und von dort auch zu den Nieren, und schwups – muss man zur Toilette.

Neben dem nächtlichen Harndrang und allen weiteren Beschwerden kann sich das Pinkeln schlicht unangenehm anfühlen oder brennen. Meistens kommen diese Probleme aber nicht von heute auf morgen, sondern schleichen sich langsam ein. Von einmal nachts aufstehen und einem Strahl, der es noch knapp ins Klo schafft, bis hin zum mehrmaligen nächtlichen Hinterlassen einer großen Sauerei auf der Toilette dauert es manchmal Jahre. Dabei gewöhnen sich viele gestandene Männer und deren Partnerinnen an so einige Unannehmlichkeiten. Obwohl – gestanden … Auch da kann es zu Problemen kommen. Gefährlich ist dieser Zustand jedoch nicht, und mit einer Flasche Punica-Superschluck neben dem Bett und im Auto für den Notfall lässt es sich normal leben. Und gegen das Nachtröpfeln helfen neben dem Beckenbodentraining – anspannen und lockern und anspannen – spezielle Männer-Slipeinlagen. Äh, locker lassen bitte.

Als Teenager fand ich es immer sehr peinlich, diese für meine Mutter im Supermarkt zu besorgen. Da wusste ich noch nicht, dass ich eines Tages vielleicht selbst welche brauchen würde. Meinem Opa hingegen, einem auf sympathische und erfinderische Art sparsamen Mann, war der Kauf nicht peinlich, sondern schlichtweg zu teuer. Er schnitt die Einlagen in acht Teile und verklebte die offenen Kanten, wo die Wolle herausquoll, mit Klebeband. Die Saugkraft reichte für seine Zwecke völlig aus und die Packung hielt achtmal so lange.

Da jeder Mensch so wundervoll anders ist und weil von der Größe der Prostata nicht unbedingt auf die Beschwerden geschlossen werden kann, brauchen wir Urologen einen gewissen Standard, um die Menschen und ihre Probleme beim Wasserlassen vergleichen zu können. Das kennen wir ja schon von der Erektion. Für diesen Zweck wurde ein spezieller Fragebogen entwickelt, mit welchem sich die Probleme beim Wasserlassen in Zahlen ausdrücken lassen. So kann man nicht nur verschiedene Patienten miteinander vergleichen, sondern die Befindlichkeit einer Person auch mit dem Zustand des Vorjahres vergleichen. Der Test nennt sich IPSS und steht für *International Prostate Symptom Score*. International heißt, Sie können Ihren Prostata-Score beim nächsten Urlaub, egal ob in England, Frankreich oder den USA, mit den neu gefundenen Freunden vergleichen. Also: Hefte raus, Klassenarbeit.

Das Ausfüllen ist ein bisschen so wie früher bei den Psycho-Tests in der *Bravo* meiner Schwester. Okay, in meiner *Bravo*. Man wusste eigentlich von vornherein, welche Fragen man wie beantworten musste, um am Ende der coole Surfer-Typ zu sein (zumindest auf dem Papier). Hier geht es aber um Ihre Gesundheit, also ist ehrliches Antworten ratsam.

Alle Angaben beziehen sich auf die letzten vier Wochen		**Niemals**	**Seltener als in einem von fünf Fällen**	**Seltener als in der Hälfte der Fälle**	**Ungefähr in der Hälfte der Fälle**	**In mehr als der Hälfte der Fälle**	**Fast immer**
1	Wie oft hatten Sie das Gefühl, dass Ihre Blase nach dem Wasserlassen nicht ganz entleert war?	0	1	2	3	4	5
2	Wie oft mussten Sie innerhalb von 2 Stunden ein zweites Mal Wasser lassen?	0	1	2	3	4	5
3	Wie oft mussten Sie beim Wasserlassen mehrmals aufhören und wieder neu beginnen (Harnstottern)?	0	1	2	3	4	5
4	Wie oft hatten Sie Schwierigkeiten, das Wasserlassen hinauszuzögern?	0	1	2	3	4	5
5	Wie oft hatten Sie einen schwachen Strahl beim Wasserlassen?	0	1	2	3	4	5

Alle Angaben beziehen sich auf die letzten vier Wochen		Niemals	Seltener als in einem von fünf Fällen	Seltener als in der Hälfte der Fälle	Ungefähr in der Hälfte der Fälle	In mehr als der Hälfte der Fälle	Fast immer
6	Wie oft mussten Sie pressen oder sich anstrengen, um mit dem Wasserlassen zu beginnen?	0	1	2	3	4	5
7	Wie oft sind Sie im Durchschnitt nachts aufgestanden, um Wasser zu lassen? (Maßgebend ist der Zeitraum vom Zubettgehen bis zum Aufstehen am Morgen.)	0	1	2	3	4	5
Gesamtsymptomen-Score IPSS =							

Kommen wir nun zum standardisierten Ergebnis des Tests:

0 bis 7 Punkte:
Sie haben milde oder gar keine Symptome. Mit Ihrer Prostata dürfte alles in Ordnung sein. Falls Sie älter als 45 Jahre sind, gehen Sie trotzdem einmal im Jahr zur Krebsvorsorge.

8 bis 19 Punkte:
Sie haben mittelschwere Symptome. Der Grund Ihrer Beschwerden könnte eine Prostata-Erkrankung sein. Sprechen Sie mit Ihrem Arzt.

20 Punkte – Highscore:
Sie leiden an schweren Symptomen. Sprechen Sie unbedingt mit Ihrem Arzt.

Lebensqualitätsindex (L)			
Wie würden Sie sich fühlen, wenn sich Ihre jetzigen Symptome beim Wasserlassen künftig nicht mehr ändern würden?	Ausgezeichnet (0)	Zufrieden (1)	Überwiegend zufrieden (2)

Fast hätte ich Ihnen die letzte, nicht unwichtige Frage vorenthalten. Die Antwort darauf spielt bei der Wahl der Therapie eine entscheidende Rolle. Sehen wir also, wie es um Ihre Lebensqualität bestellt ist, unabhängig von der im IPSS erreichten Punktzahl.

Leidet ein älterer Mann also an verschiedenen Symptomen, die eine einengende Prostata mit sich bringt, hat aber in seiner Lebensqualität keinerlei Einschränkungen, stellt sich für den Mediziner die Frage, ob er überhaupt mit Tabletten oder einer Operation eingreifen muss. Im Hinterkopf haben wir da natürlich potentielle Nebenwirkungen der Medikamente und im schlimmsten Fall mögliche Komplikationen bei der Operation.

Weiter vorn im Text hieß es, dass eine verengte Harnröhre durch die Prostata nicht gefährlich, sondern lediglich unangenehm sei und einen gewissen Leidensdruck verursache. Das stimmt im Grunde auch, bei ausbleibender Behandlung kann die Sache aber dennoch irgendwann gefährlich werden. Durch den in der Blase verbleibenden Restharn können sich dort Steine bilden, die so groß werden, dass sie nicht mehr über die ohnehin schon relativ enge Harnröhre ausgeschieden werden können und so

emischt, teils zu-ieden, teils un-ıfrieden ·)	Überwiegend unzufrieden (4)	Unglücklich (5)	Sehr schlecht (6)

zu Problemen beim Wasserlassen führen. An den Steinen können sich Bakterien festsetzen und zu schlimmen Blasenentzündungen führen. Ist die Blase stark geschwächt und kann der Urin fast nicht mehr abfließen, staut er sich bis in die Nieren und wie wir bereits wissen, kann das deren Funktion einschränken.

Außerdem ist es möglich, dass der erhöhte Druck, den die Blase erzeugen muss, um gegen die Enge anzukommen, zu Ausbeulungen in der Blasenwand führt. Das kann man sich vorstellen wie einen Ballon, der eine kleine Schwachstelle hat. Dort bildet sich dann durch den Druck eine Beule mit dünnerer Wand. In diesen Aussackungen kann sich Urin ansammeln und vor sich hin gammeln. Dagegen ist der Inhalt eines Kinderbeckens im Schwimmbad das reinste Desinfektionsmittel. Irgendwann kann es dazu kommen, dass die Harnröhre so stark verengt ist, dass nichts mehr abfließen kann. Der Super-GAU sozusagen – oder Harnverhalt, wie wir Urologen sagen. Bereits vorher erwähnte ich: Für mich ist dies der schönste Notfall in der Urologie.

Bei einem Harnverhalt hat der Patient starke Schmerzen, was Sie sicher nachvollziehen können, wenn Sie schon einmal eine sehr volle Blase hatten und keine Entleerungsmöglichkeit vorhanden war. Schön ist das mit den Schmerzen natürlich nicht. Handelt es sich um einen schlanken Patienten, kann man die Blase in Form einer prallen Vorwölbung am Unterbauch sehen. In weniger eindeutigen Fällen sorgt ein rascher Blick mit dem Ultraschallgerät für die richtige Diagnose. Therapiert wird der Harnverhalt mit einem Katheter, den wir schon im Blasen-Kapitel kennengelernt haben und der über die Harnröhre eingeführt wird. Dies ist in den meisten Fällen trotz einengender Prostata problemlos möglich. Selten hat man dann in ein erleichterteres Gesicht geblickt als in das des Patienten, sobald sich der Urin seinen Weg in die Freiheit, respektive den Urinbeutel, bahnt. Einfache und praktische Therapie mit sofortigem Erfolgsmoment – wunderbar! Bei meinen Patienten war der Rekord übrigens vier Liter Urin, die ein älterer Herr mit sich spazieren führte.

Spätestens wenn es zu einem Harnverhalt gekommen ist, sollte etwas gegen das *Prostataadenom* (als *Adenom* wird eine gutartige Geschwulst bezeichnet) unternommen werden. Zwar ist nach Entfernung des Katheters in vielen Fällen wieder halbwegs normales Wasserlassen möglich, der Harnverhalt kann aber jederzeit wieder auftreten. Zu den Risikofaktoren gehören wie so oft Alkoholkonsum und gesteigerte Flüssigkeitszufuhr. Übermäßiger Alkoholkonsum bedeutet viel mehr Flüssigkeit als normal, zudem wirkt dieser sich direkt auf die Blase aus, die weniger sensibel wird und nicht merkt, wie voll sie eigentlich ist. Verständlich irgendwie... Begünstigende Faktoren für das Auftreten eines Harnverhalts sind außerdem Operationen und Vollnarkosen, Bettruhe und bestimmte Medikamente.

Einmal wurde ich von einem Patienten nach Anlage eines Katheters gefragt, was ich denn machen würde, wenn dieses Hilfsmittel zum Beispiel in der Wildnis nicht vorhanden wäre. Keine schlechte Frage. Wir Urologen haben vielleicht viele Spleens, aber ein Katheter gehört meist nicht zur Reiseapotheke. Manchmal kommt es auch im Krankenhaus vor, dass eine Kathetereinlage über die Harnröhre nicht möglich ist. Im Blasen-Kapitel wurde ja bereits die Anlage eines Bauchdeckenkatheters beschrieben. Da man die Blase bei einem Harnverhalt ja oft schon durch die Bauchdecke tasten kann, ist die Punktion mit einer Kanüle technisch gesehen keine große Sache. Im Notfall würde ich im Dschungel also versuchen, die Sache mit einem Kugelschreiber und einem Schilfrohr in den Griff zu bekommen. MacGyver lässt grüßen.

Mission: Rohr frei!

Kürbiskerne, Roggen, afrikanische Pflaume, Säge- und Zwergpalme und eine Prise afrikanische Gräser. Die Rede ist nicht von einer neuen Backmischung des Biobäckers von nebenan, sondern von den verschiedenen *Phytotherapeutika* (= pflanzliche Heilmittel), die sich auf dem Markt für Beschwerden mit der Prostata tummeln. Keine schlechte Idee, so ein Prostata-Brot. Ich weiß auf alle Fälle, wo ich dafür Werbung anbringen würde. Die gute Nachricht zuerst: Diese Mittel schaden nicht. Ob und wie sie wirklich helfen, ist allerdings nicht hinreichend geklärt. Sie werden empfohlen, wenn chemische Präparate vom Patienten abgelehnt werden. Pflanzliche Medikamente sollten auf keinen Fall unterschätzt werden, und eine ausgewogene, überwiegend fleisch- und fettarme Ernährung ist immer hilfreich. Und ja, hätte man schon viel früher darauf geachtet und zudem noch ausreichend Sport getrieben, ließe es sich jetzt wahrscheinlich viel besser leben und wir müssten nicht schon wieder unseren Beckenboden trainieren. Anspannen und lockern und anspannen und lockern ... Natürlich erwischen Krankheiten auch diejenigen, die sich ihr Leben lang vorbildlich ernährt haben, und dann gibt es noch Leute wie Helmut Schmidt.

Zurück aber zu den Naturheilmitteln. Viele chemische Tabletten haben ihren Ursprung in der Natur. So kommt Aspirin in der Natur im Bibergeil vor, einem Sekret aus der Analdrüse des gleichnamigen Tieres. Die Frage ist allerdings, wie viele Biber man sich morgens auf den Kopf setzen müsste, um diesen von Schmerzen zu befreien – und ob man das überhaupt möchte. Ich habe schon Patienten erlebt, die einen bösartigen Tumor mit Familienaufstellung und Tee heilen wollten, was schief ging. Ich habe aber auch Krebspatienten erlebt, die ihre letzte Lebenszeit mit einer Chemotherapie verbracht haben, ohne dass sich der erwünschte Effekt eingestellt hat. Das ist aber wieder ein ganz anderes Thema, mit dem man weitere Bücher füllen kann. Wie bereits erwähnt, können Phytotherapeutika bei einer gutartigen Vergrößerung der Prostata die Beschwerden lindern, sie werden jedoch nur bei milden Beschwerden empfohlen, wenn die folgenden Präparate abgelehnt werden.

Da wären zuerst die *Alpha-Rezeptorblocker* zu nennen. Alpha-Rezeptoren stecken in der glatten Muskulatur, die wir im Gegensatz zu unserem Bizeps nicht bewusst anspannen können. Sie kommt zum Beispiel im Darm, den Blutgefäßen oder eben in der Prostata vor. Der Alpha-Blocker entspannt nun die Muskulatur in der Prostata, wodurch das Wasserlassen erleichtert wird. Dabei kann es manchmal zu Blutdruckabfällen kommen, weil auch die Muskulatur in den Blutgefäßen entspannt wird. Im Gegensatz zu »normalen« Blutdruckmedikamenten kann es aber zu einem plötzlichen Abfall des Blutdrucks kommen, was nicht erwünscht ist. Auf die Größe der Prostata hat dieses Medikament leider keine Wirkung, dafür aber in seltenen Fällen auf die Ejakulation, eine weitere Nebenwirkung. So kann es vorkommen, dass der Samenerguss in die Blase abgelenkt wird. Grund dafür ist die entspannte Muskulatur am Blasenhals, die eigentlich beim Erguss angespannt wird und dafür sorgt, dass der Samen den Weg nach draußen nimmt. Das ist völlig unproblematisch, sollte jedoch vorher mit dem Patienten besprochen werden, um mögliche Überraschungen zu verhindern. Gefühlsmäßig ist der Orgasmus mit retrograder Ejakulation dem »normalen« nahezu ebenbürtig, wie mir von zufriedener Kundschaft verraten wurde. Als Verhütungsmittel sind die Alpha-Blocker jedoch nicht zu empfehlen, denn nicht jeder Patient bekommt nach Einnahme einen »trockenen« Orgasmus. Die Wahrscheinlichkeit, beim russischen Roulette die Kugel zu erwischen, ist weitaus größer.

Ein anderes Medikament sorgt dafür, dass sich die Prostata verkleinert. Es trägt den schönen Namen *5-alpha-Reduktasehemmer* und greift in die Bildung von Testosteron im Körper ein, welches die Prostata ja wachsen lässt. Das Präparat verhindert eine Umwandlung von Testosteron in *Dihydrotestosteron*, der aktiven Form des Testosterons.

Ergebnis ist eine schrumpfende Prostata und ein halbierter PSA-Wert. Dadurch wird die Verengung der Harnröhre weniger und die Beschwerden beim Wasserlassen gehen zurück. Bis diese Wirkung eintritt, dauert es allerdings mindestens ein halbes Jahr. Außerdem klagen Männer, die dieses Arzneimittel einnehmen, zum Teil über Nebenwirkungen wie Potenzstörungen oder eine herabgesetzte Libido. In wenigen Fällen wird auch von Depressionen berichtet. Denselben Wirkstoff gibt es übrigens auch als Mittel gegen Haarausfall, da dieser in manchen Fällen auf eine erhöhte Empfindlichkeit der Haarwurzeln gegen Dihydrotestosteron zurückzuführen ist. In unserem Fall könnte es so zu einer erfreulichen Nebenwirkung kommen.

Das mit dem halbierten PSA-Wert ist für die Prostatakrebs-Vorsorge von großer Bedeutung. Darüber brauchen Sie sich als Patient jedoch nicht den Kopf zu zerbrechen, das sollte der Urologe auf dem Schirm haben. Manchmal kann es sinnvoll sein, die Behandlung mit beiden genannten Medikamenten zu beginnen, um das halbe Jahr zu überbrücken, bis die Prostata kleiner wird, oder wenn das muskelentspannende Medikament nicht mehr wirkt, weil die Prostata weiter gewachsen ist.

Auch wenn die Medikamente anfänglich gut wirken, ist bedauerlicherweise irgendwann der Zeitpunkt gekommen, an dem das nicht mehr der Fall ist. Sprich, die Beschwerden werden trotz der Medikamentenkombination wieder schlimmer oder es kommt trotz der Pillen zu einem Harnverhalt. Spätestens dann ist der Zeitpunkt gekommen, mit dem Urologen über eine Operation der gutartigen Prostatavergrößerung zu sprechen. Ziel der Operation ist es, den verengten Teil der Harnröhre durch die Prostata zu beseitigen – diesmal für immer.

Keine Sorge, die nun folgenden Schritte passieren komplett in Voll- oder Rückenmarksnarkose und der Patient bekommt davon nichts mit. Über die Harnröhre geht es mit einem Endoskop an die verengte Stelle der Prostata. Mithilfe einer elektrischen Schlinge oder eines Lasers wird diese ausgeschält und so der Durchgang erweitert.

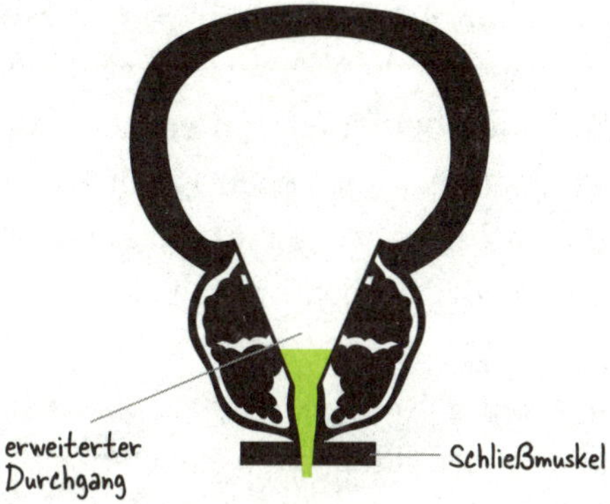

Dabei wird die Harnröhre auf Höhe der Prostata zerstört, was aber gewünscht ist. Wichtig ist, und davor haben die meisten Patienten Angst, dass der Schließmuskel, der sich unterhalb der Prostata um die Harnröhre legt, nicht verletzt wird. Normalerweise passiert das nicht, aber über die Möglichkeit dieser Komplikation muss gesprochen werden. Statistisch gesehen ist die Wahrscheinlichkeit für solch eine Inkontinenz jedoch sehr gering.

Nach der Operation bleibt der Patient zumeist ein paar Tage im Krankenhaus und das Wundgebiet wird durch einen Blasenkatheter geschont, damit nicht ständig Urin an der Wunde vorbeiläuft. Außerdem braucht die Blase etwas Zeit, um sich an die neuen Verhältnisse zu gewöhnen. So kann es sein, dass sie anfangs noch mit dem erhöhten Druck arbeitet, den sie aus der Zeit vor der Operation gewohnt ist. Die Folge ist dann ein schnell erforderlicher Gang zur Toilette, manchmal geht zuvor etwas in die Hose. Hier helfen wieder Einlagen, bis sich die Blase an die neue Situation gewöhnt hat. Nach einer Schonfrist von ungefähr sechs Wochen, während der nicht schwer gehoben und heiß gebadet werden darf – das fördert die Durchblutung und somit die Nachblutungsgefahr –, ist die Operation meist sehr gut überstanden und viele Patienten berichten von einer deutlich gestiegenen Lebensqualität. In seltenen Fällen kann es später nötig sein, die nachwachsende Prostata erneut auszuschälen oder man muss ihr operativ zu Leibe rücken (Stichwort: Orange).

Verlassen wir das Krankenbett und widmen uns den Angelegenheiten des alltäglichen Lebens. Also fast. Wir machen einen kleinen Ausflug zum direkt an die Prostata angrenzenden Enddarm, über den der vermeintliche männliche G-Punkt stimuliert werden kann.

Der Deo-Deckel

Vielleicht kennen Sie die kleinen Spielzeugkisten in Notfallambulanzen, die der Unterhaltung von Kindern dienen. Von Matchbox-Autos über Holzklötzchen bis zu Plastikbällen und Überraschungseier-Figuren gibt es darin alles, was Krankenhausmitarbeiter nicht auf dem Weihnachtsbasar losgeworden sind. In unserer Klinik gab es eine Kiste mit ähnlichem Inhalt, welche allerdings in einem Ambulanzschrank verschlossen aufbewahrt wurde. Darin befand sich ebenfalls Spielzeug, mit dem jedoch keiner mehr spielen wollte, obwohl die Gegenstände ausgiebig gesäubert und desinfiziert worden waren. Sie alle teilten das gleiche Schicksal: Sie mussten Patienten aus dem Enddarm entfernt werden. Matchbox-Autos, Holzklötzchen und Plastik in verschiedensten Formen war darunter. Auch ausgefallene Dinge waren dabei, wie mein persönliches Highlight: eine große Kommunions-Kerze. Insofern logisch, da es sich um ein katholisches Krankenhaus handelte. Hat man nun eine Kommunions-Kerze im Hintern stecken, ist es relativ schwierig, eine plausible Ausrede dafür zu finden. Handelt es sich aber um den Deckel einer Deodorant-Dose, kann man versuchen, die Geschichte irgendwie zu retten. Der Träger des Deckels war eher wortkarg und überließ seiner Frau das Vortragen des Unfallhergangs. Sich in die Lage der beiden hineinzuversetzen, ist relativ einfach: Sie kennen das sicher, man wäscht seinen Mann wie jeden Tag im Intimbereich mit dem Waschlappen, der auf dem Badewannenrand gelagert wird. Die Intimhygiene des Partners ist bereits zur Routine geworden und man greift blind zu besagtem Waschlappen. Nun hat allerdings die angestellte Putzkraft einen Deo-Deckel auf dem Waschlappen vergessen. Abgesehen davon, dass sie sich wahrscheinlich an Ihrem teuren Deo bedient, führt das zu einer noch ärgerlicheren Situation. Sie balancieren also den Deckel, den Sie ja nicht sehen, in Richtung des Pos Ihres Mannes. Klar, dort muss man schon mal etwas fester reiben, zum Beispiel um diese fiesen Klopapier-Bröckchen aus den Haaren zu entfernen – und schwups, steckt der Deckel im Allerwertesten des Gatten. Der gluckst kurz und gibt zu verstehen, dass heute etwas nicht in Ordnung ist mit dem Waschlappen. Was wie von Zauberhand im Hintern gelandet ist, kommt dann allerdings nicht von selbst wieder raus und man begibt sich ins Krankenhaus, wo der Deckel schnell entfernt werden kann. Zur Beobachtung durfte der Mann noch einmal im Krankenhaus übernachten. Er blieb stur bei der Waschlappen-Geschichte.

Wer weiß, am Ende ist sie vielleicht doch wahr und die beiden waren nicht auf der Suche nach dem männlichen G-Punkt. Wo genau dieser liegt, kann ich Ihnen leider beim besten Willen nicht erklären. Allerdings kann ich davon abraten, sich nicht explizit dafür vorgesehene Gegenstände in Richtung Prostata zu schieben. Kostenlos und kontrolliert kann man übrigens beim Urologen an eine Prostatamassage gelangen (die Kollegen bringen mich um). Sie dient als Methode, um bakterielle Probleme mit der Vorsteherdrüse zu diagnostizieren – unser nächstes Thema.

Prostata-Entzündung

Natürlich kann sich die Prostata wie jedes andere Organ entzünden. In den meisten Fällen kommt es bei einem Infekt des Harnwegs zur Ausweitung auf die Prostata. So eine akute Entzündung macht sich durch Fieber, Schmerzen beim Wasserlassen und, wegen der engen Beziehung von Prostata und Enddarm, auch durch Schmerzen beim Stuhlgang bemerkbar. Im Fall der akuten Prostata-Entzündung (*Prostatitis*) wäre eine Prostatamassage allerdings kontraproduktiv. Erstens ist die Massage von entzündetem Gewebe äußerst schmerzhaft und zweitens besteht die Gefahr, die Bakterien in die Blutbahn zu massieren und das Problem so noch zu verstärken. Im schlimmsten Fall kann auf diese Weise sogar eine Blutvergiftung entstehen. Einmal Tasten muss der Patient beim Verdacht auf diese Krankheit allerdings über sich ergehen lassen, um einen Abszess auszuschließen.

Behandelt wird die Prostatitis mit einem Antibiotikum. In der Kultur einer zuvor abgegebenen Urinprobe lassen sich die verursachenden Bakterien nachweisen und es lässt sich klären, auf welches Antibiotikum sie reagieren. Bis das Ergebnis der Kultur da ist, wird zunächst auf Erfahrungen basierend mit einem Antibiotikum behandelt. Stellt sich dieses später als unwirksam heraus, wird das Präparat gewechselt.

So eine Entzündung der Prostata kann allerdings auch chronisch werden. Im Unterschied zu der akuten Entzündung fällt das Fieber weg und die Beschwerden sind oft unterschwellig. Neben Schmerzen beim Wasserlassen oder beim Orgasmus kann es im gesamten Dammbereich zwicken. Im Gegensatz zu einer akuten Entzündung sitzen die Bakterien oft tief in der Prostata und lassen sich nicht so einfach im Urin nachweisen. Hier kommt die Prostatamassage ins Spiel.

Vielleicht kennen Sie noch diese Show mit Hugo Egon Balder, in der Prominente die Erklärung für lustige Begriffe oder kuriose Ereignisse erraten mussten. Leider habe ich es verpasst, folgende Frage einzusenden: Was ist die Zweigläserprobe? Sie haben jetzt im Gegensatz zu den Prominenten aus dem Fernsehen den entscheidenden Vorteil, das Fragegebiet bereits zu kennen, oder hätten Sie sonst auf die Urologie getippt?

Wie bereits erwähnt, haben es sich die Bakterien bei einer chronischen Prostatitis im Inneren des Organs bequem gemacht und bereiten Beschwerden. Wir Mediziner wollen immer gerne wissen, mit wem wir es zu tun haben, und an die Bakterien rankommen, um eine Entzündung der Blase ausschließen zu können, denn die Symptome beider Erkrankungen ähneln einander. Also brauchen wir zwei Gläser oder Plastikbecher. Zunächst gibt der Patient eine Urinprobe in das erste Glas ab. Dann erfolgt eine Massage der Prostata, um Sekret und festsitzende Bakterien aus dem Inneren in die Harnröhre zu kitzeln. Nun füllt der Patient das zweite Glas, worin sich ein Gemisch aus Prostatasekret und Urin befindet. Im Labor kann man feststellen, in welcher der Proben sich Bakterien finden. Trifft dies nur auf das zweite Glas zu, handelt es sich mit großer Sicherheit um eine Prostatitis und es folgt die Gabe eines auf den Keim abgestimmten Antibiotikums. Dieses muss meist über längere Zeit eingenommen werden, um die Bakterien im Inneren vollständig zu bekämpfen.

Leidet ein Patient unter ähnlichen Beschwerden wie bei der chronischen Prostatitis, ohne dass eine Entzündung nachweisbar ist, nennt sich das *chronisches pelvines Schmerzsyndrom*, kurz CPPS *(chronical pelvic pain syndrom). Pelvin* steht hier für das Becken und beschreibt den Ort, wo die Beschwerden auftreten können. Diese Erkrankung ist relativ schwierig zu behandeln, da man ihren Ursprung nicht kennt. Auch hier wird zunächst mit einem Antibiotikum therapiert. Nur weil man keine Bakterien findet, heißt das ja nicht, dass keine vorhanden sind. Manchmal verstecken sie sich einfach zu gut. Wird das Antibiotikum in einem frühen Stadium der Krankheit verabreicht, hilft es in vielen Fällen gut. Unterstützend kann auch eine Prostatamassage helfen. Sie fördert die Durchblutung und sorgt für eine bessere Wirkung der Medikamente vor Ort. Außerdem können durch die Massage kleine verstopfte Drüsengänge in der Prostata wieder durchgängig werden. Ähnliches gilt für eine häufige Ejakulation. Endlich mal gute Nachrichten!

An der Vielzahl der weiteren Behandlungsmöglichkeiten, wie Mikrowellentherapie, Beckenbodentraining oder dem Versuch, die Prostata mit Botox zu beruhigen (kennen wir ja schon von der zu aktiven Blase), zeigt sich, wie vielschichtig und wenig greifbar diese Erkrankung sein kann. Nicht selten spielt auch eine psychische Komponente eine Rolle, bei der häufig unklar ist, ob sie Auslöser oder Folge der ständigen Beschwerden ist. Viele Patienten mit Problemen an der Prostata denken natürlich auch an einen Tumor in der Prostata.

Prostatakrebs

Im Alter verlieren viele Zellen die Fähigkeit, sich zu regenerieren und können entarten. Beim Prostatakrebs gibt es Formen, die über Jahre sehr langsam wachsen, ohne zu streuen oder lebensgefährlich zu sein. So etwas wie gute bösartige Tumore. Auf der anderen Seite gibt es Exemplare, die sehr aggressiv sind und das Leben ihres Trägers stark gefährden. Die Schwierigkeit liegt nun darin, die schlimmen frühzeitig zu entdecken und zu entfernen, ohne dabei weniger bösartige Tumore zu behandeln, obwohl es nicht unbedingt nötig gewesen wäre und eine Einschränkung der Lebensqualität des Patienten mit sich bringt. Das wäre dann eine Übertherapie.

Da ein Tumor in der Prostata die häufigste Krebsart beim Mann darstellt, haben wir Urologen ausreichend Chancen, uns dieser Schwierigkeit zu stellen. Trotz der enormen Erkrankungszahlen findet sich das Prostatakarzinom auf der Liste der krebsbedingten Todesfälle bei Männern »erst« auf dem dritten Platz wieder, hinter Lungenkrebs und Tumoren im Darmbereich. Das liegt vor allem an den vielen weniger aggressiven Tumoren. Egal um welche Krebsart es sich handelt, spielt die Psyche eine große Rolle, wenn man mit solch einer Diagnose konfrontiert wird. Allein das Wort »Krebs« führt bei vielen Leuten ja zu Recht zu Unbehagen. Meist stellt man sich drei zentrale Fragen dazu:

1. Wie verhindere ich, Krebs zu bekommen?
2. Wie merke ich, ob ich Krebs habe?
3. Was kann ich gegen den Krebs unternehmen?

Beantworten wir uns diese drei Punkte also für die Prostata. Was sind Risikofaktoren für einen Tumor in der Vorsteherdrüse? Am besten ist es, wenn Sie keine Verwandten haben, die schon einmal einen Prostatatumor hatten. Ist das doch der Fall, sollten Sie die Vorsorge wirklich ernst nehmen, da Ihre Erkrankungswahrscheinlichkeit genetisch bedingt erhöht ist. Hilfreich ist es hingegen, wenn Sie Asiate sind und in Ihrer Heimat leben. Zwar haben Asiaten ein geringeres Risiko, an einem Prostata-Tumor zu erkranken, aber es hat sich gezeigt, dass Männer asiatischer Abstammung, die in den USA leben, ein ähnliches Erkrankungsrisiko besitzen wie weiße Amerikaner. Demnach ein deutlich höheres als Asiaten, die in ihrer Heimat leben.[11] Also beeinflussen wohl Umweltfaktoren die Erkrankungswahrscheinlichkeit. Einen Einfluss scheint dabei auch die Ernährung zu haben. So schreibt man beispielsweise dem in Tomaten enthaltenen *Lycopin* eine schützende Wirkung zu. Tatsächlich sind das Auftreten und die Sterblichkeitsrate bei Prostata-Tumoren in südlichen Ländern wie Italien und Griechenland deutlich geringer. Es muss ja nicht gleich Japan sein. Allerdings bekommt man dort hervorragenden Fisch, dem im Gegensatz zu Fleisch und Fett eine eher protektive Wirkung nachgesagt wird. Positiv wirkt sich vermutlich auch das Vitamin D aus, welches bei UV-Einstrahlung vom Körper gebildet wird. Der Lebensstil des Griechen, der viele Tomaten isst und sich vornehmlich von Fisch ernährt, während er tagsüber in der Sonne arbeitet, schadet also auf keinen Fall. Sogar das Glas Raki am Abend scheint bezogen auf Prostatakrebs nicht zu schaden. Besser als Alkohol wäre allerdings Granatapfelsaft, dem man einen positiven Einfluss unterstellt.

Schwieriger sieht es beim Thema Rauchen aus. Zwar steht Tabakkonsum nicht im Verdacht, Prostatakrebs zu verursachen, allerdings führt er im Falle einer Erkrankung zu einer schlechteren Prognose. Eine bewusste Ernährung und gemäßigter Sport können also das Prostatakrebsrisiko senken und es gibt keine Substanzen, die als Auslöser für Prostatakrebs bekannt sind, wie beispielsweise Tabak bei Lungen- oder Blasenkrebs. Oder man hat sie noch nicht entdeckt.

Fast hätte ich das größte Risiko vergessen: Das Alter natürlich. Wir erinnern uns, da lässt die Regenerationskraft der Zellen nach. Im Durchschnitt ist ein Patient mit einem Tumor in der Prostata 70 Jahre alt. Bei Autopsiestudien hat man sogar bei knapp 50 Prozent der 70- bis 80-jährigen Männer Prostatakrebs gefunden, ohne dass dieser der Grund für den Tod war.[12] Das Alter spielt also eine wichtige Rolle bei der Entstehung und der Therapie eines Prostata-Tumors.

Kommen wir zur nächsten Frage. Wie bemerkt man diesen Tumor überhaupt? In den meisten Fällen leider – wie bei vielen Krebserkrankungen – erst relativ spät durch allgemeine Symptome wie Abgeschlagenheit und Gewichtsabnahme, oder wenn er so groß geworden ist, dass er Probleme beim Wasserlassen oder Stuhlgang bereitet. Dann handelt es sich zumeist um eine aggressive Variante der Erkrankung.

Erinnern wir uns kurz an den Aufbau der Prostata zurück: Die Mandarine, durch deren Mitte die Harnröhre verläuft. Im Gegensatz zur gutartigen Vergrößerung der Prostata, welche sich im Inneren des Organs ausbreitet und so schnell zu Beschwerden durch die Einengung der Harnröhre führt, tritt eine bösartige Veränderung meist in den Randgebieten der Prostata auf, also an der Schale. So kann der Tumor ungestört wachsen und bereitet erst sehr spät Probleme. Da ein Prostata-Tumor, der sich über Beschwerden bemerkbar macht, meistens schon fortgeschritten ist, gilt es, diesen früher zu erkennen. Dabei hilft dem Urologen der PSA-Wert. Wir hatten gesagt, dass dieser bis zu einem Wert von vier Nanogramm pro Milliliter als normal gilt, alles darüber ist erhöht. Jeder Mann muss selbst entscheiden, ob er eine Prostatakrebs-Vorsorge mit PSA-Bestimmung durchführen lässt. Nicht nur, weil er die Blutuntersuchung in den meisten Fällen selbst bezahlen muss, sondern auch weil dieser Laborwert auch Tumore aufspüren kann, die man vielleicht gar nicht behandeln müsste. Das ist das Hauptargument der PSA-Gegner. Außerdem kann der PSA-Wert auch ohne Tumor erhöht sein. Bei einem Wert von 10 oder höher ist jedoch eine aggressive Form wahrscheinlicher. Neben dem PSA-Wert wird bei der Vorsorge die Prostata abgetastet. Da die Tumore eher im Randbereich zu finden sind, zeigen sie sich in der Untersuchung durch eine tastbare Verhärtung des Prostatagewebes. Nach diesen Untersuchungen kann zwar der Verdacht auf einen Tumor geäußert werden, absichern kann man den Befund jedoch nur auf andere Weise: Über den Enddarm werden nach einer lokalen Betäubung Proben aus der Prostata genommen. In den meisten Fällen zwölf Stück über die ganze Prostata verteilt, um ein möglichst sicheres Ergebnis zu bekommen. Diese Proben werden daraufhin an den Pathologen geschickt, der untersucht, ob ein Tumor vorliegt, wie viel Prozent der Probe dieser einnimmt und wie aggressiv er ist. Den Grad der Aggressivität gibt der Pathologe dabei im sogenannten *Gleason-Score* an, wobei 6 wenig und 10 sehr aggressiv bedeutet.

Das bringt uns jetzt zur dritten Frage: Wie werde ich den Tumor wieder los? Richtig, das hängt wesentlich von Stadium und Aggressivität der Erkrankung ab. Derzeit gibt es vier etablierte Verfahren, um einen Tumor in der Prostata zu behandeln. Die erste Option bei weniger aggressiven *Gleason-6*-Befunden ist eine aktive Beobachtung. Es kann ja sein, dass es sich um einen bösartigen Tumor handelt, der aber sehr langsam wächst. Dann wird der PSA-Wert im Rahmen einer aktiven Überwachung kontrolliert und es sind regelmäßig Probe-Entnahmen aus der Prostata nötig, um ein Fortschreiten des Tumors feststellen zu können. Ist das nach ein paar Jahren der Fall, hat man als junger Patient eine Operation, die mit ihren Nebenwirkungen die Lebensqualität einschränken kann, zumindest hinausgezögert. Und es besteht die Chance, dass eine Operation nie notwendig wird und so eine Übertherapie vermieden werden kann. Bei dieser Therapieform sollte die psychische Belastung nicht unterschätzt werden. Immerhin weiß man, dass man mit einem (wenn auch wenig aggressiven) bösartigen Tumor in der Prostata lebt. Wichtig ist in solchen Fällen auch, dass eine gute Anbindung an eine urologische Praxis besteht, damit die regelmäßigen Kontrollen eingehalten werden können.

Handelt es sich um einen etwas aggressiveren Tumor, sollte das Konzept der aktiven Überwachung allerdings nicht angewandt werden. Zum einen gibt es dann die Möglichkeit, die Prostata von innen oder außen zu bestrahlen. Die Bestrahlung von innen kann dabei durch kleine radioaktive Elemente geschehen, die dauerhaft in die Prostata implantiert werden. Nehmen wir unsere Mandarine als Vergleich, so wären diese Elemente strahlende Kerne, die nachträglich in die Prostata eingepflanzt werden. Das passiert über kleine Nadeln, weshalb der Eingriff relativ schonend und nur mit einem kurzen Krankenhausaufenthalt verbunden ist. Dasselbe gilt für eine innere Bestrahlung der Prostata mit Nadeln, die nicht dauerhaft in der Prostata verbleiben. Daneben gibt es noch die Möglichkeit einer Bestrahlung von außen. Das am häufigsten eingesetzte Verfahren bei Prostatakrebs ist die komplette operative Entfernung des Organs. Dies geschieht über einen offenen Schnitt oder die Schlüssellochtechnik. Wie eingangs erwähnt, kann die Schlüssellochtechnik noch mit einem Operationsroboter, dem daVinci-System, unterstützt werden.

Auch wenn all diese Verfahren ständig verbessert werden, kann es zu Komplikationen kommen. Gefürchtet sind dabei neben den allgemeinen Operationsrisiken vor allem eine mögliche Inkontinenz oder eine Einschränkung der Erektionsfähigkeit. Da die Nervenfasern, die für eine Erektion wichtig sind, direkt neben der Prostata verlaufen, ist es nicht immer möglich, diese zu schonen. Und schaut man sich die sehr benachbarte Lage des Schließmuskels zur Prostata an, ist ein gewisses Verletzungsrisiko nachvollziehbar. Gerade bei ausgeprägten Befunden kann es vorkommen, dass der Tumor in Nachbarstrukturen hineinwächst, welche dann mit entfernt werden müssen. Anders sieht die Therapie bei Prostata-Tumoren aus, die bereits gestreut haben. Der Prostata-Tumor tut das häufig in die Knochen. Dann braucht man ein Mittel, das den Tumor im ganzen Körper bekämpft.

Wir haben bereits gelernt, dass Testosteron das Wachstum eines Prostata-Tumors begünstigt, wenn dieser einmal da ist. Das macht man sich bei der Therapie zunutze. Hormone wirken fast immer nach dem Schlüssel-Schloss-Prinzip. Das Hormon (= Schlüssel) schwirrt in der Blutbahn umher und kann an den Zellen bestimmter Organe eine passende Tür aufschließen und so seine Wirkung entfalten. Nun kann man durch Medikamente dafür sorgen, dass kein Testosteron gebildet wird, also keine Schlüssel da sind. Außerdem gibt es Medikamente, welche die Türschlösser blockieren, sodass die Schlüssel wirkungslos sind. Mit Einführung dieser Medikamente ist eine früher häufiger praktizierte Therapie immer seltener geworden: der Hormonentzug durch Kastration. Auch wenn die Einnahme eines Medikaments nicht danach klingt, spricht man in diesem Fall von einer chemischen Kastration.

Leider hat der Entzug des Testosterons Nebenwirkungen, wie eine Verminderung von Libido und Erektionsfähigkeit, Hitzewallungen und Schwitzen, Osteoporose oder *Gynäkomastie*, also einen Männerbusen – ein bisschen wie dauerhafte Wechseljahre. Außerdem kann es nach längerer Therapie dazu kommen, dass die Medikamente nicht mehr richtig wirken und die Krankheit weiter fortschreitet. Dann hilft in den meisten Fällen nur noch eine Chemotherapie. Auf dem Gebiet der Behandlung von fortgeschrittenen und metastasierten Prostata-Tumoren gibt es allerdings immer wieder neue Medikamente, die Hoffnung bereiten. Teilweise handelt es sich jedoch um Präparate, die das Leben zwar um wenige Monate verlängern, aber zahlreiche Nebenwirkungen mit sich bringen und äußerst teuer sind. Gerade in dieser palliativen Situation will es wohlüberlegt sein, ob man die Nebenwirkungen in Kauf nehmen möchte und wertvolle Zeit mit Arztbesuchen und Krankenhausaufenthalten verbringen möchte.

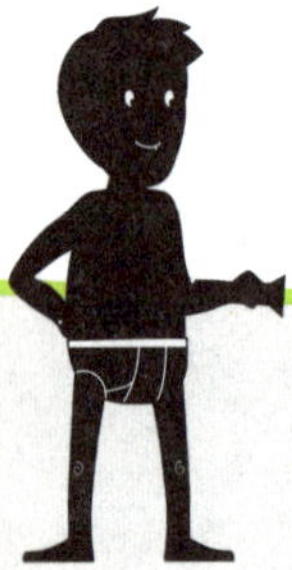

MERKZETTEL

* Die Prostata kann über den Enddarm ertastet werden.
* Sie produziert ein Sekret mit allerlei »Proviant« für die Spermien, welches 30 Prozent des Ejakulats ausmacht.
* Es gibt gutartige Vergrößerungen der Prostata und bösartige.
* Beschwerden beim Wasserlassen werden meistens durch erstere hervorgerufen.
* In der Prostata ist angeblich das männliche Pendant zum G-Punkt zu finden.
* Durch Tabletten oder Operation kann der Samenerguss in die Blase gelenkt werden.

SCHLUSS

Was macht man am Schluss? Egal ob nach einer Konferenz, einem Ausflug, einer geselligen Biernacht oder am Ende eines Buches? Genau – man bestellt sich ein Taxi. Diesen Luxus gönne ich mir gelegentlich. Neben der Bequemlichkeit des Tür-zu-Tür-Service ist so eine Taxifahrt oft auch ein Erlebnis. Die Mischung aus Anonymität und räumlicher Nähe bringt bisweilen interessante Unterhaltungen hervor. Durch die Anonymität sinkt die Hemmschwelle und so kommt es bei Bekanntwerden meiner beruflichen Kernkompetenzen immer wieder zu anregenden Gesprächen, die teilweise in einer ausführlichen Beratung enden. Das passiert auch, wenn auf dem Rücksitz noch andere Personen mitbefördert werden.

Ein Taxifahrer klagte zum Beispiel über andauernden blutigen Urin. Mein Rat, möglichst schnell eine urologische Praxis aufzusuchen, wurde offensichtlich befolgt, denn wenige Wochen später erreichte mich im Krankenhaus ein Brief ohne Absender. Ich hatte auf der Fahrt erwähnt, wo ich arbeitete, und der Fahrer hatte sich meinen Namen gemerkt. Bei seinem Besuch in einer urologischen Praxis wurde ein Blasentumor festgestellt. Es handelte sich glücklicherweise nur um einen oberflächliches Exemplar, das leicht entfernt werden konnte. Wahrscheinlich kam er damit nicht in unsere Klinik, weil sich die Taxifahrt in einer anderen Stadt ereignet hatte, vielleicht wollte er aber auch seine Anonymität wahren. Ich habe mich auf alle Fälle sehr darüber gefreut, dass ich ihm mit wenig Aufwand helfen konnte. So ähnlich sehe ich das mit diesem Buch:

Ich hoffe, ich konnte Sie etwas unterhalten und Ihnen ein paar Dinge über unseren Körper näherbringen. Die Lektüre von »Fit im Schritt« kann dabei, genau wie eine Taxi-Sprechstunde, nicht den Gang zum Urologen ersetzen, aber vielleicht wichtige Impulse liefern und dabei helfen, das Unbehagen beim Gedanken an den Gang zum Urologen abzubauen. Denn wie wir gesehen haben, ist der nicht nur beim älteren Herren Thema, auch sein Enkel kann eine Phimose erleiden, die Ehefrau können Nierensteine befallen oder den Schwiegersohn ein erhöhter PSA-Wert.

Und ja, Mama, ich fange jetzt sofort mit meiner Doktorarbeit an.

DANKE

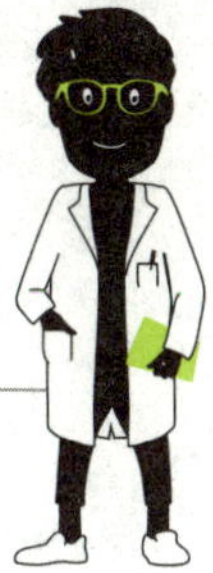

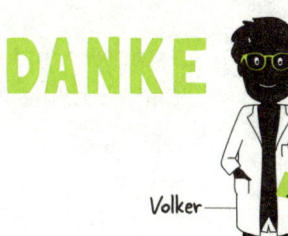

An an meine Freundin Lia, die mich ertragen musste, wenn es mal nicht lief, wie ich wollte.

An meine Mutter, meine Tante und meine Geschwister Peter und Steffie mit Stefan.

Ich danke Paul, bei dem das mit der Phimose auch ohne Operation geklappt hat.

Opa und Oma: Danke!

Danke an meine Freunde Kilian, Julian und Max für die Feierabendbiere. Das gilt auch für Lena, Dana, Nisaar und alle anderen Kölner Freunde, und für Gruppe Spargelsaison sowieso.

Danke an meine ehemaligen Kommilitonen Philipp, Volker, Neele, Hendrik, Andi, Sophia, Felix und Anna.

Linus und Felix fürs Brainstorming – Danke Intro!

Danke Elvira.

Ein großer Dank gilt meinen Kollegen aus dem Marienkrankenhaus in Bergisch Gladbach. Egal ob Chefarzt, Oberärzte, Schwestern und Pfleger oder den vielen netten, kompetenten, lustigen und tollen ärztlichen Kollegen. Namentlich muss Herr Gliedt erwähnt werden, der mir einmal in einem urologischen Notfall telefonisch zur Seite stand und auf dessen Namen ich etwas neidisch bin.

Auch allen Kollegen aus der urologischen Abteilung der Uniklinik Bonn möchte ich danken, dort fing alles in Famulaturen und im PJ an. Ganz besonders dort Jörg Ellinger.

Dem Nyx und seinem Team.

Danke an die hängenden Gärten, Tanzklub Ost, Schere Stein Papier, King Kong Kicks, Nimm2 und geschmacksverstärker.

Besonderer Dank gilt meiner Lektorin Anja, außerdem Stephan und Simone und allen anderen bei Piper.

Ein letzter Dank geht an Martina für die tollen Grafiken, ohne die dieses Buch nur halb so schön geworden wäre.

ANMERKUNGEN

1 Ruppen-Greeff, N.K., Weber, D.M., Gobet, R. and Landolt, M.A. (2015), What is a Good Looking Penis? How Women Rate the Penile Appearance of Men with Surgically Corrected Hypospadias. Journal of Sexual Medicine, 12: 1737–1745. doi: 10.1111/jsm.12942

2 Veale, D., Miles, S., Bramley, S., Muir, G. and Hodsoll, J. (2015), Am I normal? A systematic review and construction of nomograms for flaccid and erect penis length and circumference in up to 15 521 men. BJU International, 115: 978–986. doi: 10.1111/bju.13010

3 Connolly, C., Simbayi, L.C., Shanmugam, R., & Nqeketo, A. (2008). Male circumcision and its relationship to HIV infection in South Africa: results of a national survey in 2002. *SAMJ: South African Medical Journal, 98*(10), 789–794.

4 Rider, J., Wilson, K., Kelly, R., Ebot, E., Giovannucci, E., & Mucci, L. (2015, April). Ejaculation Frequency and Risk of Prostate Cancer: Updated Results from the Health Professionals Follow-up Study. In *JOURNAL OF UROLOGY* (Vol. 193, No. 4, pp. E148-E148). 360 PARK AVE SOUTH, NEW YORK, NY 10010-1710 USA: ELSEVIER SCIENCE INC.

5 Poethko-Müller, C., Buttmann-Schweiger, N., & KiGGS Study Group. (2014). Impfstatus und Determinanten der Impfung gegen humane Papillomviren (HPV) bei Mädchen in Deutschland. *Bundesgesundheitsblatt-Gesundheitsforschung-Gesundheitsschutz, 57*(7), 869–877.

6 Braun, M., Wassmer, G., Klotz, T., Reifenrath, B., Mathers, M., & Engelmann, U. (2000). Epidemiology of erectile dysfunction: results of the »Cologne Male Survey«. *International journal of impotence research, 12*(6), 305–311.
7 Naber, K. G., Cho, Y. H., Matsumoto, T., & Schaeffer, A. J. (2009). Immunoactive prophylaxis of recurrent urinary tract infections: a meta-analysis. *International journal of antimicrobial agents, 33*(2), 111–119.
8 Weihrauch, M. R., & Diehl, V. (2004). Artificial sweeteners – do they bear a carcinogenic risk? *Annals of Oncology, 15*(10), 1460–1465.
9 Im Jahr 2012, Quelle: Zentrum für Krebsregisterdaten
10 Holger G. Dietrich: Urologische Anatomie Im Bild: Von der künstlerisch-anatomischen Abbildung zu den ersten Operationen. Springer-Verlag, Berlin 2004, S. 20.
11 Shimizu, H., Ross, R. K., Bernstein, L., Yatani, R., Henderson, B. E., & Mack, T. M. (1991). Cancers of the prostate and breast among Japanese and white immigrants in Los Angeles County. *British journal of cancer, 63*(6), 963.
12 Bell, K. J., Del Mar, C., Wright, G., Dickinson, J., & Glasziou, P. (2015). Prevalence of incidental prostate cancer: A systematic review of autopsy studies. *International Journal of Cancer, 137*(7), 1749–1757.

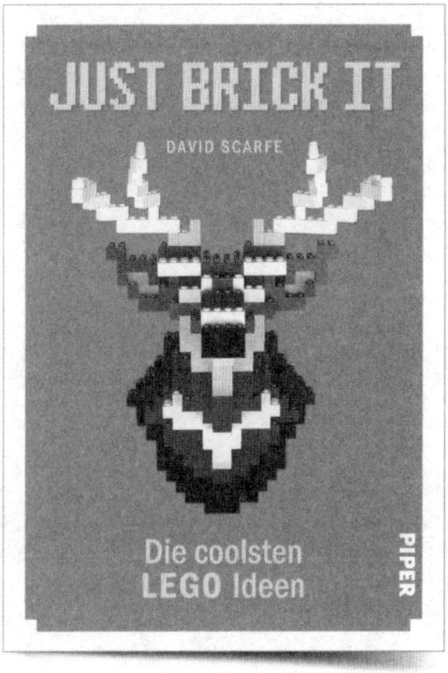

JUST BRICK IT
DAVID SCARFE
Die coolsten
LEGO Ideen
PIPER

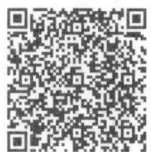